ACADÉMIE ROYALE DE MÉDECINE.

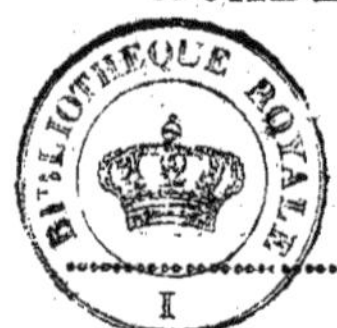

MÉMOIRE

(Qui a obtenu une médaille de 1000 francs dans la séance annuelle du 29 août 1837.)

EN RÉPONSE A CETTE QUESTION:

« *Faire connaître les* analogies *et les* différences *qui existent entre le* typhus *et la* fièvre typhoïde *dans l'état actuel de la science.* » (Séance du 27 juin 1835.)

Par C. E. S. GAULTIER DE CLAUBRY, chevalier de la Légion-d'Honneur, docteur en médecine de la Faculté de Paris, agrégé libre, membre résident de la Société médicale d'émulation, associé de la Société royale des sciences et arts de Nancy et de la Société royale de médecine de Madrid, ancien chirurgien-major de la garde impériale, etc.

Facta præstantiora verbis.

Quoique, dans l'état actuel de la science, il soit possible de considérer le typhus nosocomial, la peste d'Orient et la fièvre jaune, comme trois variétés d'un même genre d'affection (M. Andral, *Dictionnaire de médecine*, en 21 vol., t. 21, p. 2), néanmoins, d'après la discussion qui a eu lieu au sein de l'Académie dans la séance du 27 juin 1835 (*Archives de médecine*, 2e série, t. 9, p. 283), nous supposerons dans tout le cours de ce travail que l'illustre Compagnie a eu en vue seulement le *typhus des camps*, des *vaisseaux*, des *prisons*, et, pour éviter toute erreur, nous prendrons pour type et pour point de comparaison, l'épidémie observée par Pringle sur l'armée anglaise, de 1742 à 1745, et quelques unes de celles qui, durant les grandes guerres de l'Empire, de 1805 à 1814, ont exercé tant de ravages en Allemagne, en Espagne, à bord des *pontons* de Plymouth, dans plusieurs provinces de France, enfin à l'hospice de la Salpétrière, de Paris.

D'un autre côté, la *fièvre typhoïde* sera pour nous, comme elle l'est pour l'Académie, cette fièvre continue grave, ainsi appelée par MM. Louis, Chomel, Bouillaud, etc. (1), qui a pour caractères anatomiques constans l'altération des plaques elliptiques et des follicules disséminés de l'intestin grêle, et celle des ganglions lymphatiques du mésentère.

Cela posé, pour arriver à la solution de la question proposée, nous allons exposer un parallèle complet des deux affections, afin d'en faire ressortir les *analogies* et les *différences*, s'il en existe.

Si nous n'avions consulté que la faiblesse de nos moyens, nous n'aurions pas dû nous présenter dans la lice; mais nous aussi, nous pouvons dire : *Ego ipse hoc morbo laboravi, et alios hoc morbo laborantes vidi*, et ce motif nous a déterminés ; on aime à s'entretenir des maux qu'on a soufferts !

25 février 1837.

(1) *Voyez* Discussion sur la fièvre typhoïde, à l'Académie royale de Médecine (*Bulletin de l'Académie royale de Médecine*, Paris, 1837, t. Ier, p. 517 et suiv.)

CHAPITRE PREMIER. *Synonymie.*

I. Du *typhus.* — Appellé, dans un grand nombre de cas, *peste, fièvre pestilentielle,* à cause des effroyables ravages qu'il exerce, le *typhus* a fréquemment emprunté le nom sous lequel on l'a désigné, aux contrées où il a éclaté, aux peuples qui en éprouvaient les atteintes, ou qui paraissaient l'avoir transmis, propagé, non seulement aux contrées voisines, mais quelquefois même dans des pays fort éloignés du point où il s'était manifesté pour la première fois.

C'est ainsi que l'épidémie célèbre de 1566 a été appelée *maladie hongroise, peste de Hongrie ;* que celle de 1757 a reçu le nom d'*épidémie* de *Brest*, de *Rochefort ;* qu'en l'an VIII, en 1805, on a appellé *maladie des Russes ;* en 1810 et 1811 *maladie des Espagnols*, l'affection épidémique qui ravagea l'Italie, l'Allemagne, les provinces du midi et le centre de la France, à la suite du passage des prisonniers de guerre de ces deux nations.

Dans d'autres cas, le nom était emprunté à la ville où la maladie sévissait principalement, d'où elle s'était répandue au loin. De là les noms de *maladie* de *Nice*, de *Gènes*, de *Mayence* donnés au *typhus*, qui a suivi nos revers militaires en Italie, en 1799, et en Saxe, en 1813.

Plus généralement, les circonstances locales, qui communément facilitent ou même provoquent le développement de la maladie, ont fait appeler cette dernière *fièvre des armées, des camps, des prisons, des vaisseaux.*

L'affection simultanée des membranes muqueuses, qui s'observe si souvent dans les épidémies de *typhus*, a souvent valu à ce dernier le nom de *fièvre catarrhale maligne épidémique.*

Quand les auteurs des systèmes généraux de médecine ont fait attention que la maladie sévissait souvent loin des camps, des prisons, etc., dès-lors, d'après l'idée qu'ils se faisaient de sa nature propre, ils lui ont donné les noms de *fièvre putride*, *fièvre synoque putride*, *fièvre maligne*, *fièvre de mauvais caractère*. Les Anglais, les Allemands principalement, frappés de la profonde altération dont est atteinte alors l'innervation, l'ont nommée *fièvre nerveuse*, *fièvre lente nerveuse*.

L'influence exercée par Pinel, depuis les premières années du dix-neuvième siècle jusqu'à la chute de l'Empire, fit donner au *typhus des camps*, des *hôpitaux*, des *prisons*, les noms divers de *fièvre adynamique*, *fièvre gastro-adynamique*, *fièvre ataxique*, *fièvre ataxo-adynamique*. Toutes les relations d'épidémies de *typhus* qui ont été publiées à cette époque, assignent une de ces dernières dénominations à la maladie dont elles exposent les ravages; on y trouve seulement exprimée l'opinion que le *typhus* des auteurs classiques n'est pas autre que la *fièvre adynamique* de la *Nosographie*; et Pinel lui-même, appelé en 1814 à en observer une épidémie à la Salpétrière, n'en déduit que cette conséquence assez singulière, que le *typhus* doit être retiré de l'ordre des *fièvres adynamiques*, où il l'avait d'abord placé systématiquement, pour en faire un nouveau genre dans l'ordre des *fièvres ataxiques!* (*Méd. cliniq.*, 1815.)

II. *De la fièvre typhoïde.* Ainsi appelée par M. Louis, parce que cette dénomination ne préjuge rien, et par M. Chomel, à cause de l'analogie qu'elle offre dans ses symptômes avec le *typhus des camps*, la *fièvre typhoïde* aurait souvent porté bien d'autres dénominations, si, comme l'établit affirmativement le dernier de ces auteurs, les maladies décrites par les auteurs et par lui-même sous le nom de *fièvres continues graves*, ne sont que des variétés d'une même affection pathologique, quelle que soit la *forme* sous laquelle elles se montrent, *inflammatoire*, *bilieuse*, *muqueuse*, *adynamique*, *ataxique*, *lente nerveuse*, et si, en particulier, les épidémies de fièvres continues de ces diverses formes, comme la *fièvre angéioténique*, observées à Mantes en 1803, par M. Navières, la *fièvre muqueuse de Gœttingue*, décrite par Rœderer et Wagler, la *fièvre bilieuse de Lau-*

sanne, qui a eu Tissot pour historien, etc., n'ont été que des épidémies de *fièvre typhoïde*; non plus que la plupart de celles dont on a publié la relation sous les diverses dénominations de *fièvre catarrhale grave*, *fièvre catarrhale maligne*, etc.

D'un autre côté, ces maladies, même lorsqu'elles ont été observées sporadiquement, ont été appelées aussi *fièvres putrides*, *fièvres malignes*, *fièvres de mauvais caractère*.

Il devient donc impossible d'établir quelque différence entre le *typhus* et la *fièvre typhoïde*, sous le rapport des noms qui ont été employés partout et dans tous les temps, pour désigner l'une et l'autre de ces affections, que les observateurs semblent eux-mêmes avoir considérées comme identiques, à tel point que Cullen comprend dans un même genre avec le *typhus*, la *fièvre lente nerveuse*, et la fièvre dite *synoque putride*, trouvant que ces deux pyrexies ne diffèrent pas essentiellement de la première, puisque, dans toutes ces variétés d'espèces, il y a toujours une disposition plus ou moins grande à la putridité ou à l'altération du sang. (*Élém. de méd. prat.*, t. Ier, chap 111, p. 41 et suiv.)

CHAP. II. *Relations d'épidémies et symptomatologie.*

N'empruntons point la symptomatologie du *typhus* et de la *fièvre typhoïde* aux traités généraux de médecine, aux articles de dictionnaire, consultons la nature elle-même; et pour cela, rassemblons, sans nous rebuter de leur nombre, quelques tableaux d'épidémies locales, qu'ont tracés des observateurs attentifs, placés sur les théâtres mêmes où l'une et l'autre de ces affections ont régné. La similitude presque absolue de ces descriptions d'épidémies particulières laissera dans notre esprit un tableau exact et fidèle de la symptomatologie propre à chacune d'elles, et nous permettra mieux d'être frappés de la parfaite ressemblance, ou de pouvoir saisir la plus légère différence qui existerait entre elles. Quelle qu'en soit la longueur, cette série de faits n'aurait pu disparaître de notre travail, puisqu'elle sert de base unique pour la discussion approfondie à laquelle nous allons nous livrer dans tout le cours de ce mémoire.

I. *Du typhus. a. Fièvre d'hôpital,* des *prisons,* des *camps,* tels sont les noms que Pringle (*Malad. des armées*, 3e partie, chap. 7) a imposés à l'affection qui exerça de si grands ravages dans l'armée anglaise, pendant les campagnes de 1742 à 1745; affection sur la nature de laquelle personne n'a jamais songé à élever le moindre doute; que tout le monde s'accorde à considérer comme un *typhus*, et qu'on cite même comme un type, quand il est question de cette maladie.

Lorsque l'affection se développait lentement, les premières impressions, dit Pringle, dont se plaignaient les malades, étaient des alternatives de froid et de chaud, un léger tremblement dans les mains, quelquefois un engourdissement dans les bras, une faiblesse dans les membres, la perte d'appétit; pendant la nuit, augmentation de la châleur, sommeil interrompu, non réparateur. Pesanteur de tête, et quelquefois douleur assez vive.

Lorsque la maladie faisait des progrès rapides, augmentation de tous les symptômes, sentiment de grande lassitude, douleurs de tête plus fortes et plus continues, abattement considérable, quelquefois nausées..... Le plus ordinairement la diarrhée devenait un symptôme commun; mais elle n'était pas critique.

Dans les cas les plus graves, selles involontaires, colliquatives, ichoreuses, sanguinolentes, et d'une odeur cadavéreuse. Langue, la plupart du temps, sèche, devenant bientôt dure, noire, profondément fendillée; enduit fuligineux autour de la racine des dents, haleine toujours mauvaise; chez tous les sujets, stupeur plus ou moins considérable; cependant, sommeil rare; air du visage abattu et rêveur; quelquefois absence de délire, mais rêvasseries; voix basse et lente, presque éteinte et cassée. Quand le délire se manifestait, le visage s'animait, les yeux devenaient rouge, le pouls était précipité, le malade voulait sortir de son lit. Tremblement des mains, quelquefois soubresauts dans les tendons, grande faiblesse musculaire. L'ouïe, dure dès le commencement, le devenait toujours vers la fin..... Taches lenticulaires d'un rouge plus pâle ou plus brillant, disséminées principalement sur l'abdomen et le dos, apparaissant généralement vers la fin du premier septenaire. Quelquefois, dans les cas de longue durée, il survenait une affection des parotides ou des glandes axillaires ou inguinales. La fièvre était continue, avec des redoublemens sensibles pendant la nuit, et souvent des sueurs partielles. Quand la convalescence se prononçait, les sujets conservaient long-temps de l'endolorissement dans les membres, une grande faiblesse, des vertiges, des tintemens dans les oreilles.

Dans quelques cas, où la maladie existait à un faible degré, et qui, dit notre observateur, passaient inaperçus dans les hôpitaux encombrés, les seuls signes diagnostiques étaient la blancheur de la langue, le manque d'appétit, la grande faiblesse, la lenteur de la marche d'une affection qui aurait semblé susceptible d'une prompte guérison.

Le sang, mal observé, puisque, comme le dit Pringle, on saignait rarement, était quelquefois couenneux dans les premiers temps, plus généralement dans un état de dissolution; ce qui signifie, sans doute, ce défaut de consistance et cette couleur noire du caillot, qu'on retrouve dans toutes les maladies du genre typhus.

L'ouverture des cadavres, pratiquée seulement un très-petit nombre de fois, ne fournissait que des notions très-imparfaites, par le peu de soin et d'exactitude des recherches nécroscopiques. Cependant Pringle signale, dans presque tous les cas, des altérations de la pulpe cérébrale, qu'il trouvait flasque et molle, injectée de sang noir. Il parle d'intestins grêles fort enflammés, et répète jusqu'à deux fois que les intestins sont plus particulièrement sujets à se mortifier.

b. M. Roux (*Traité des fièvres adynamiques*, pag. 436), donne la description suivante de la *fièvre adynamique conta-*

gieuse, qui a régné pendant le trimestre d'été de 1809, à l'hôpital militaire de l'académie Joséphine de Vienne.

Température froide et pluvieuse au printemps, variable en avril, très-chaude dès le mois de juin. Encombrement des malades fiévreux, et même blessés, dans des salles vastes, sans doute, et bien aérées, mais dès-lors, devenues trop peu spacieuses.

La fièvre adynamique, qui a affecté un grand nombre de malades, a présenté généralement trois périodes distinctes.

Première période. — Pour l'ordinaire, les signes précurseurs suivans : sentiment subit de malaise chez les sujets en santé et les convalescens d'une autre maladie; accroissement de la maladie primitive chez les sujets déjà affectés. Céphalalgie vive, quelquefois douleur de la tête; perte de l'appétit; pesanteur dans tous les membres; tristesse, sorte d'insouciance. Invasion marquée par des frissons légers, chez le plus grand nombre des malades; seulement chez quelques autres, par une augmentation de la chaleur; yeux brillans, regard vif; en général, visage animé; bouche mauvaise, quelquefois amère, le plus souvent pâteuse; langue couverte d'un enduit blanc ou jaunâtre, quelquefois muqueux; hémorrhagies nasales; nausées, vomiturition; ordinairement, vomissemens de matières muqueuses, jaunâtres, rarement suivis de soulagement notable; soif vive; toux légère; respiration un peu accélérée; pouls fréquent, élevé, un peu dur, chez quelques sujets, paroxysmes le soir, insomnie. Du 6e au 8e jour, visage plus animé, rougeur plus ou moins foncée de la conjonctive et des pommettes; air d'ivresse, de stupeur, surdité légère, délire rarement furieux, presque toujours tranquille, rêvasseries douces, somnolence légère, renouvellement des épistaxis, réponses lentes, tardives, embarrassées, rarement brusques, bouche sèche, langue aride, gercée, brunâtre à la base, soif intense, extrême désir des boissons aigres, respiration moins fréquente, toux rare et faible, abdomen météorisé, douloureux au toucher, déjections alvines fréquentes chez la plupart des malades, urines foncées en couleur, chaleur assez vive, mordicante, chez quelques sujets, coucher en supination, pouls moins fréquent, faible, apparition sur la poitrine et l'abdomen de petites taches analogues à la miliaire, chez quelques malades, taches rougeâtres, purpurines sur différentes parties du corps.

Deuxième période. — Du 9e au 10e jour, disparition de la rougeur des pommettes et des conjonctives, affaissement des saillies musculaires de la face, regard fixe et languissant, décomposition des traits du visage, trouble dans les idées, somnolence profonde, surdité absolue, langue sèche, brune, noire, le plus ordinairement couverte d'une croûte fuligineuse, réponses difficiles, mal articulées; chez quelques sujets, apparition d'une parotide, rarement de deux; déjections alvines involontaires, plus ou moins fréquentes, fétides, pouls faible, lent, petit, profond, pétéchies, sugillations, eschares gangréneuses au sacrum, aux trochanters.

Troisième période. — Vers la fin du 13e jour, rémission ou accroissement des symptômes. Dans le premier cas, altération moindre des traits de la face; vue moins abattue; disparition de la somnolence; surdité persistante; légère humidité de la langue, chute de l'enduit fuligineux; articulation des sons plus nette, plus forte, plus prompte; expectoration d'un mucus épais, blanc, opaque, respiration libre, aisée; déjections alvines moulées, moins fréquentes; ventre souple; chaleur uniformément douce; pouls plus développé, égal; sommeil de courte durée, mais paisible; retour de l'appétit, des forces; apyrexie. Lorsque la maladie devait être funeste, pâleur et décomposition extrême des traits de la face, yeux ternes, fixes, facies profondément altéré. Chez les sujets qui avaient commencé par être diarrhéiques, obtusion de l'ouïe, bouche béante, impossibilité de tirer la langue, ou d'articuler les sons; cris aigus; déglutition difficile ou impossible, respiration laborieuse, entre-coupée, souvent très-lente, abdomen sensible, souvent très-météorisé, refroidissement des membres et des ailes du nez, pouls petit, profond, intermittent, ou très-vite; taches gangréneuses, dispersées quelquefois sous la forme de larges bandes, d'un gris cendré ou noirâtre, dans différentes régions du corps, ou comprenant tout un membre; râlement léger; aphonie; mouvemens convulsifs variés..... mort.

M. Roux ne donne les détails d'aucune ouverture de cadavre.

c. Gilbert (*Tableau historique des maladies internes de mauvais caractère, qui ont affligé la Grande Armée*, etc.) a donné une relation succincte de l'épidémie qu'il a observée à Thorn, dans l'hiver de 1806, et pendant les six premiers mois de 1807.

Selon ce médecin, la fièvre épidémique s'est toujours montrée dans les hôpitaux de l'armée, ou dans les villes et villages occupés par nos troupes, sous deux états différens, qu'il a été facile de saisir; mais ces modifications ont été, tantôt isolées, tantôt, et le plus ordinairement, successives.

Le premier état s'est présenté sous l'aspect de *fièvre gastrique simple*, de *fièvre gastrique catarrhale*, c'est-à-dire avec complication de phlogose bronchique, *fièvre gastrique muqueuse*, dans la saison froide et humide, et de *fièvre gastrique bilieuse*, dans la saison chaude.

Chez tous les sujets présentant cette forme, ou plutôt ces diverses formes de l'épidémie régnante, la céphalalgie et la faiblesse musculaire étaient les accidens dominans, mais peu intenses. En même temps, les facultés intellectuelles étaient assez conservées, quoiqu'un peu troublées par l'état de rêvasserie, des songes désagréables, accompagnés d'un peu de délire, pendant les redoublemens de la fièvre; presque toujours la diarrhée s'y joignait. Le plus souvent, ce premier degré de la maladie n'était que le précurseur du second état.

Alors, face plus ou moins décomposée, yeux rouges ou ternes, larmoyans; couleur de la figure d'un jaune terne ou terreux; langue tremblante, mouvemens des mains continuels, irréguliers, involontaires; céphalalgie insupportable, qui portait les malades à s'étreindre fortement la tête avec les deux mains; étourdissemens, vertiges, prostration très-grande des forces, pouls d'abord assez fort, mais devenant promptement petit, déprimé, irrégulier, vite, précipité; langue, dents, couvertes, ainsi que les lèvres, d'une croûte noire; flatuosités; déjections alvines et excrétions de tout genre, d'une odeur fatigante, comme cadavéreuse, taches livides, éruptions pétéchiales, vergetures sur diverses parties du corps, ulcérations gangréneuses des endroits habituellement comprimés, des tégumens du sacrum surtout, hémorrhagies passives. Ajoutez à cela des déjections alvines alors toujours involontaires.

Les accidens ataxiques, dit Gilbert, n'attendaient pas que l'état adynamique fût parvenu au plus haut degré. A ce sujet, l'auteur observe que quelquefois les accidens adynamiques constituait le second état de la maladie, existaient seuls, sans complication d'accidens ataxiques bien prononcés; que, dans les hôpitaux, plus rarement on observait les accidens ataxiques, sans le cortége des accidens adynamiques, mais qu'il en était plus ordinairement ainsi, quand la maladie se déclarait sporadiquement chez des sujets affectés de profonds chagrins.

Quoi qu'il en soit, l'auteur énumère comme accidens ataxiques, la faiblesse plus ou moins considérable des sens externes, l'œil quelquefois hagard, plus ordinairement terne, l'ouïe, d'abord exaltée, puis devenant obtuse, l'odorat insensible, une indifférence profonde des malades sur leur état, le coma, le délire furieux, taciturne, tranquille, le marmotement entre les dents, la prostration des forces portée à l'extrême, le corps obéissant d'une manière inerte aux lois de la pesanteur, les soubresauts des tendons, les mouvemens convulsifs de la face, des yeux, quelquefois la paralysie de l'œsophage, plus tard celle des sphincters de l'anus et de la vessie.

Il est à regretter que l'observateur de l'épidémie de Thorn n'ait pas porté son attention sur l'anatomie pathologique des nombreux sujets qui ont succombé, sous ses yeux, à cette funeste maladie. Dans un seul cas, où on a insisté, dit-il, pour faire l'ouverture du cadavre d'un médecin mort de l'épidémie régnante, Gilbert se borne à dire que les poumons présentaient des traces de phlogose, et que la surface des intestins était phlogosée dans plusieurs points.

d. En 1806 à 1807, une redoutable épidémie de *fièvre nerveuse* exerça de grands ravages en Prusse. Observée à cette époque par le célèbre Hufeland (*Observations sur les fièvres nerveuses, etc.*), qui reconnaît qu'elle a reçu successivement les noms de *fièvre pestilentielle*, de *fièvre putride*, de *typhus*, voici le précis des symptômes qu'elle présentait.

Observateur attentif, Hufeland signale la diarrhée qui précédait toujours de quelque temps la manifestation des symptômes caractéristiques. Abattement, inappétence, malaise, disposition à l'état fébrile, alternatives de frissons et de chaleur. Bientôt, céphalalgie plus ou moins violente, avec sensation d'étourdissement, tremblemens involontaires, désordres de l'intelligence..... Augmentation de la diarrhée, borborygmes, météorisme de l'abdomen, d'ailleurs douloureux au toucher; délire continuel, le plus ordinairement tranquille et concentré, quelquefois furieux, mouvemens spasmodiques, carphologie, surdité, état comateux, prostration extrême des forces.....; éruptions rosées, ou même pétéchiales; selles involontaires, d'une odeur putride, ainsi que les sueurs; langue sèche et noire; décomposition de la face. Toujours convalescence longue et souvent pénible.

e. Dans l'épidémie meurtrière qui, en 1805 et 1806, s'étendit d'Austerlitz à Ausbourg, et qui, débutant par une violente céphalalgie syncipitale ou frontale, parut souvent sous la *forme catarrhale*, avec coryza, enrouement, toux, expectoration muqueuse; plus rarement comme *fièvre gastrique*, avec anorexie, nausées, lassitudes et pesanteur dans les membres, langue sèche, visage plus abattu qu'animé; pouls dur; quelquefois chez les sujets jeunes et fortement sanguins, comme *fièvre inflammatoire*, avec face vultueuse, yeux injectés, langue humide, peau chaude et moite, pouls élevé, plein et fort; voici la série des symptômes qui se manifestaient après quelques jours, et que MM. Brassier et Rampont nous ont fait connaître, dans les notes qu'ils ont ajoutées à la traduction que nous leur devons du *Manuel de médecine pratique militaire*, du professeur Hecker.

Assoupissement continuel, ou insomnie pénible, surdité, bourdonnemens dans les oreilles et vertiges; souvent diarrhée, toujours symptomatique et dangereuse, détruisant le reste des forces; hémorrhagies nasales, sans soulagement pour les malades. Vers le 6e jour, éruption rosée, distincte des pétéchies, qui ne survenaient que plus tard. Bientôt, les symptômes d'adynamie et d'ataxie se prononçaient, et la fièvre, chez le plus grand nombre des sujets, prenait ce même caractère; céphalalgie incessante, accablement, incohérence dans les idées, taciturnité, ou délire avec agitation; affaiblissement du pouls, soubresauts dans les tendons, tremblement des membres, quelquefois mouvemens convulsifs. Dans quelques cas, langue nette et rouge, plus ordinairement couverte d'un enduit fuligineux, de même que les dents et les lèvres, météorisme de l'abdomen..... Il est survenu quelquefois des parotides, et la convalescence, toujours pénible, a vu quelquefois persister la surdité, l'affaiblissement des sens, de la mémoire, la paralysie de quelques membres. Nos deux auteurs ne font mention d'aucune ouverture de cadavre.

f. Dans un rapport adressé à M. Desgenettes, sur les maladies observées à Kœnisberg, du mois d'août au mois d'octobre 1807 (*Recueil périodique de la Société de médecine*, t. 33, p. 144), Maximin Chardel parle de *fièvres ataxiques*, de *fièvres adynamiques*, de *fièvres gastriques*, et signale l'affection profonde du système nerveux, compliquée de flux diarrhéique, le délire, la carphologie, la fuliginosité et la sécheresse de la langue, l'injection rougeâtre de la conjonctive oculaire, qui donnait lieu à un regard si particulier des malades, et, dans quelques cas, la manifestation secondaire d'abcès parotidiens, axillaires, inguinaux, même d'une véritable pustule charbonneuse.

Quelque incomplète que soit cette description de l'épidémie de Kœnisberg, dans ce travail où l'auteur a eu spécialement pour but d'exposer les moyens thérapeutiques dont il a fait largement usage, avec une confiance que les plus nombreux revers ne déconcertaient pas, il est cependant impossible de n'y pas reconnaître le *typhus* nosocomial, qui ravageait à cette époque les hôpitaux militaires de l'armée française, ceux du pays, et même l'intérieur des familles, dans toute l'étendue du théâtre de la guerre.

g. En effet, M. Bourges, dans un *Précis historique des maladies*, etc. (*Recueil périodique*, t. 36, p. 184), décrivant les maladies qu'il a observées en 1807, dans les hôpitaux militaires, et parmi les habitans de la ville de Bromberg, dans le grand-duché de Varsovie, retrouve dans ces affections la *fièvre d'hôpital*, la *fièvre putride maligne*, la *fièvre nerveuse*, la *fièvre adynamico-ataxique* des auteurs.

La *fièvre nosocomiale* simple s'est montrée à lui sous les symptômes suivans. Abattement général, perte de l'appétit et des forces, céphalalgie, changement dans la physionomie des malades.... Après quelques jours, augmentation de la faiblesse, altération plus prononcée des traits de la face; état fébrile, aridité et chaleur âcre de la peau; langue sèche et rouge; céphalalgie violente, sensibilité accrue des organes des sens, diminution des sécrétions et excrétions.... Après 6, 8, 10 jours, si la terminaison devait être heureuse, amendement de tous les symptômes, langue humide, pouls plus lent et plus égal; peau moins aride, affaiblissement et faiblesse moins pénibles; rétablissement des sécrétions, quelquefois sueurs critiques. Si, au contraire, il existait, dès le début, une diarrhée continuelle, accroissement des symptômes précédemment énumérés; délire, soubresauts dans les tendons, tension des hypochondres; épistaxis en petite quantité, non critiques; enduit grisâtre autour de la racine des dents, langue gercée et noirâtre, odeur putride, altération profonde des traits de la face. Le plus ordinairement, chez les sujets qui échappaient aux dangers que leur faisait courir la fièvre nosocomiale, convalescence longue et pénible; surdité long-temps persistante, ainsi qu'un air d'hébétement tout particulier.

h. A l'extrémité opposée de l'Europe méridionale, quelques centaines de jeunes soldats réfractaires, après trois mois de mauvais traitemens, mal vêtus, mal logés, fatigués par de longues marches, couchant dans des prisons, arrivent à Gaëte, à la fin de 1811. La constitution atmosphérique des deux derniers mois de l'année, et du premier semestre de 1812, est constamment humide, froide pendant l'hiver, chaude au printemps. Fatigués, maltraités, ces malheureux, qui couchent à l'étroit dans des prisons insalubres, tombent malades en grand nombre. Voici le tableau que M. Ducastaing (*Thèse* nº 131, 1815) trace de l'épidémie meurtrière qui en fit périr la plus grande partie.

Symptômes précurseurs. — Faiblesse générale, pesanteur de tête, vertiges, perte du sommeil, rêves pénibles, roulant principalement sur le lieu de la naissance; morosité, figure pâle, yeux humides; respiration lente, pénible, soupirs fréquens et prolongés; pouls petit, serré; peau sèche; sensation habituelle de froid, se traduisant par des frissons; anorexie, soif vive, bouche insipide ou amère, langue sale, blanchâtre; région épigastrique plus ou moins douloureuse à la pression.

Invasion. — Frissons, chaleur vive, céphalalgie, air triste, inquiet; face abattue; pommettes colorées; yeux humides, larmoyans, chassieux; soif vive, bouche sèche, langue recouverte d'un enduit grisâtre; réponses lentes, embarrassées, comme si les malades oubliaient, et ce qu'on leur a demandé, et ce qu'ils ont à répliquer; respiration profonde, pénible, soupirs fréquens; chaleur devenant plus vive, mordicante; épigastre douloureux à la pression; selles liquides; sommeil plus ou moins agité, rêve pénible, toujours portant sur le pays natal; paroxysme le soir; redoublement de tous les symptômes; incohérence dans les idées et les propos; délire tranquille; quelquefois cependant furieux et suivi d'efforts pour se lever et sortir du lit; prostration des forces musculaires; bouche sèche, langue fuligineuse; haleine et odeur des malades d'une fétidité remarquable; pouls petit, fréquent, inégal; soubresauts des tendons; pétéchies; déjections alvines, liquides, brunes, fétides, rarement constipation; abdomen plus douloureux au toucher, plus ou moins météorisé; rougeur et gangrène de la peau qui recouvrait le sacrum, les parties saillantes; gangrène des vésicatoires... Dans quelques cas, la forme adynamique se prononçait davantage, principalement au printemps, à la suite d'un séjour pénible dans un pays marécageux.

Pendant que les malheureux conscrits réfractaires, sous l'influence des causes énergiques de détérioration de l'organisme que M. Ducastaing a énumérées, étaient ainsi moissonnés par un *typhus* catarrhal nerveux, ou à forme lente nerveuse adynamique, les soldats plus anciens, habituellement mieux nourris, bien vêtus, dispos, logés plus sainement, n'éprouvaient qu'en petit nombre l'affection épidémique, sous la forme le plus ordinairement de fièvre méningo-gastrique, et fort peu en mouraient, tandis que les trois quarts des premiers ont succombé.

A l'ouverture des cadavres, l'auteur a trouvé une injection sanguine abondante dans les sinus de la dure-mère et les vaisseaux de l'encéphale; un épanchement séreux dans les ventricules; le système veineux thoracique gorgé de sang noir, imparfaitement coagulé; le foie rempli de sang; la rate plus volumineuse, friable. Les intestins présentaient, même à l'extérieur, des taches livides, quelquefois brunâtres, et fréquemment étaient distendus par des gaz. Examinée à l'intérieur, assez souvent la membrane muqueuse était phlogosée; dans beaucoup de cas, ulcérée en plusieurs points. Les ganglions lymphatiques du mésentère étaient très-engorgés, d'une texture grisâtre.

i. En Espagne, selon M. Reveillé-Parise (*Thèse*, nº 11, 1816), historien de l'épidémie de *typhus*, qui exerça de si affreux ravages parmi les malheureux habitans de Sarragosse en 1809, à la fin du siége mémorable de cette ville infortunée, et dans les ambulances de l'armée française, la maladie présentait les symptômes dont voici le tableau :

Vertiges, délire, stupeur, céphalalgie persévérante, douleur à l'épigastre, altération profonde des traits de la face, sensibilité, quelquefois mouvemens convulsifs des yeux; soif considérable, langue sèche, brune, gercée, tremblante, que les malades, en la présentant, oubliaient ou n'avaient pas la force de retirer dans la bouche; dents, gencives, lèvres recouvertes d'une matière mucoso-sanguinolente, épaisse et noirâtre; quelquefois, vomissemens de matières porracées, âcres, mais toujours grande sensibilité à l'épigastre; diarrhée chez presque tous les sujets; selles souvent involontaires; respiration généralement fréquente; pouls presque toujours développé au commencement de la maladie, baissant ensuite rapidement, généralement petit, faible, quelquefois inégal, lent et très-vif, mais sans avoir plus de force; épistaxis, qui ne soulageaient pas; chaleur âcre et mordicante de la peau, incommodant beaucoup les malades; quelquefois sueurs fétides, tremblement des mains, convulsions, spasmes, soubresauts dans les tendons, typhomanie, hoquets, carphologie. Les exanthèmes rosés et les pétéchies ont été plus ordinairement observés chez les malades de la ville, que dans les ambulances de l'armée française. Il y a eu quelques exemples de parotides. Il a paru souvent de larges escharres gangréneuses sur les parties comprimées, comme la région du sacrum, et aussi aux pieds, au nez, aux oreilles.

Bien que tels fussent, considérés en général, les symptômes de la maladie épidémique de Sarragosse, cependant notre observateur a fait la remarque que, chez les sujets affaiblis par de longues privations, des excès de boisson et des maladies antérieures, la marche de la fièvre devenait plus lente, sans être moins dangereuse. On remarquait alors, dès le début, un sentiment de froid, des terreurs pusillanimes, un abattement, une tristesse profonde, sans cause particulière, un délire taciturne, une prostration des forces, qu'aucun stimulant ne pouvait relever, tandis que, chez les sujets jeunes, vigoureux, pleins d'une très-grande énergie vitale, l'affection marchait plus rapidement, et tous les symptômes portaient le caractère de l'exaspération. La plus grande susceptibilité nerveuse, chez les officiers, les chirurgiens et les habitans aisés, imprimait généralement à la maladie de ces diverses classes d'individus un caractère plus grave, une forme ataxique plus prononcée que chez les soldats et les habitans de la campagne. Dans un grand nombre de cas, le développement des symptômes les plus graves, a été tellement rapide, que M. Réveillé-Parise donne à ce degré de la maladie le nom de *typhus syderans*, qui lui semble aussi juste que vrai. Dans ces cas, la mort survenait, dès le second jour, ou au plus tard dès le troisième.

A l'ouverture des cadavres, M. Reveillé-Parise a trouvé quelques points gangréneux dans l'intérieur des intestins, et à l'extérieur des plaques violettes.

j. Sur les bords de l'Escaut, à Walcheren, en 1809, une *fièvre adynamique* règne avec fureur, et M. Trésat décrit ainsi qu'il suit les ravages inouïs qu'elle exerça parmi l'armée anglaise, débarquée sur cette côte inhospitalière. (*Thèse*, n°. 154, 1815.)

Symptômes précurseurs. — Lassitudes spontanées, appétit nul, sommeil inquiet, peu réparateur, douleurs vagues dans les membres, inaptitude à toute espèce d'exercice corporel ou intellectuel, froid, pesanteur de tête, vertiges, rêvasseries délirantes.

Bientôt, inquiétudes, pouls faible, fréquent, compressible au plus haut degré, face livide, portant l'empreinte de la tristesse, expression d'étonnement, yeux fixes, ternes, larmoyans, regardant sans distinguer les objets; obtusion de l'ouïe; réponses lentes, tardives, oubli de les achever; tartre fuligineux à la racine des dents; haleine fétide, langue noirâtre, d'abord humide, puis sèche, aride, tremblotante; le malade, qui la sort avec peine de la bouche, oublie de l'y rentrer; bégaiement, mussitation, délire taciturne, sans suite; déjections alvines involontaires, fétides; hémorrhagies passives, n'apportant aucun soulagement, formées d'un sang dissout; prostration extrême des forces locomotrices; effet des vésicatoires lent à être produit, souvent nul; plaies qui en résultent, blafardes ou gangréneuses, taches pourprées, pétéchies. Coucher en supination, le corps coule par son propre poids vers le pied du lit; face cadavéreuse, abdomen météorisé, gangrène des parties comprimées.

Résultat de l'ouverture des cadavres. — Épanchement de sérosité dans les diverses cavités splanchniques, surtout dans les ventricules cérébraux, muscles mous, faciles à déchirer, tissu du cœur également mou, cédant aisément à la moindre pression, organes parenchymateux ramollis, ainsi que l'encéphale, gangrène de quelques points du canal instestinal.

.*k* Une des plus intéressantes relations d'épidémie de *typhus* est celle qu'a publiée M. Bouchet (*Thèse*, nº 71, 1813) sur la maladie désastreuse qui a moissonné tant de malheureux prisonniers français à bord des vaisseaux-prisons (*prisons-ships*) de Plymouth. Il est difficile que les causes propres à favoriser le développement et l'extension de cette meurtrière affection, puissent exister et se trouver réunies à un plus haut degré d'intensité qu'elles l'étaient dans cette occasion.

Plymouth a un port voisin de vastes marécages, le pays est malsain, humide, jouit d'une température toujours variable. Chaque prison-ship avait 174 pieds de longueur sur 44 de largeur, la cale plongeant de 24 pieds au dessous du niveau de la mer. Les sabords étaient presque obstrués par d'épaisses grilles très-rapprochées. L'endroit, appelé faux-pont, ayant 60 pieds de long sur 42 de large, et seulement 4 1/2 de hauteur, renfermait 400, 450 malheureux prisonniers, pressés les uns contre les autres, ne pouvant se tenir debout, n'ayant chacun pour se coucher, qu'un espace d'un peu plus de 5 pieds de long sur 2 pieds de large. A peine descendus dans cet étroit espace, où l'air pénétrait mal, mais jamais la lumière, ils étaient pris d'une sueur abondante, la température s'élevait fortement, et rendait pénible la respiration, l'air y était si épais que la flamme d'une chandelle n'y paraissait que comme à travers un brouillard, et c'était là qu'ils faisaient un séjour de 13 heures! Aussi, quand on leur permettait de sortir de ce cachot pour venir sur le pont, quelques uns étaient presque asphyxiés. Les prisonniers logés dans la deuxième batterie, avaient un peu plus d'espace et un peu plus d'air, pendant le jour, mais quand ils y étaient renfermés pendant la nuit, la clôture exacte des écoutilles donnait lieu à des effets à peu près semblables à ceux qui étaient produits dans le faux-pont. Qu'on ajoute à l'action de causes aussi délétères une nourriture insuffisante, l'usage d'une eau de rivière rendue saumâtre par le voisinage de la mer, l'influence des passions tristes, ect.

Le *typhus* a exercé les plus grands ravages parmi les prisonniers de guerre entassés dans ces tombeaux flottans. C'est de l'épidémie qui a principalement régné pendant le printemps et l'été de 1810, que M. Bouchat, prisonnier lui-même, et attaché au service de l'hôpital établi à terre, a donné l'intéressante relation, dont voici l'analyse.

M. Bouchat distingue trois périodes bien marquées dans la maladie de Plymouth.

Dans la première, état fébrile ne présentant aucun symptôme spécifique et capable de faire pronostiquer les changemens ultérieurs, si ce n'est que l'observation avait appris que toute affection fébrile continue devait bientôt se convertir en typhus. Peu après, sentiment de froid entre les épaules, avec ou sans frisson, suivi de chaleur; douleur à l'épigastre, augmentant par la pression; nausées, céphalalgie, pouls accéléré.

Dans la seconde période, qui survenait plus ou moins rapidement, dès le 2e, le 3e jour, plus rarement au-delà du 4e, langue brune, noire, sèche; dents recouvertes d'un enduit fuligineux; yeux comme assoupis, jaunâtres, injectés; battement violent des artères temporales, respiration laborieuse, entrecoupée, interrompue par de profonds soupirs, haleine fétide; délire plus ou moins marqué, souvent convulsions partielles. Le pouls, pendant le redoublement, était dur, quoique petit et accéléré, battant de 95 à 120 parfois. Peau toujours sèche, chaleur âcre, se faisant sentir à quelque distance des malades; face rarement pâle;

plus ordinairement d'un rouge obscur ; œil animé, étincelant, fixe ou mobile ; délire ordinairement fixe, quelquefois taciturne, jamais gai ; parole inintelligible. A la chute du paroxysme, collapsus le plus complet et le plus prononcé de la fièvre adynamique classique, prostration absolue des forces, état comateux profond, ralentissement, faiblesse du pouls ; peau pâle, relâchée, fraîche ; mais le retour d'un redoublement ramenait les mêmes phénomènes de sur-excitation. Rarement il y avait des vomissemens spontanés ; ordinairement constipation ; quand les selles étaient provoquées, elles étaient jaunâtres, grisâtres, liquides.

Troisième période. — Lorsque la maladie devait avoirune terminaison favorable, la peau devenait moite, se couvrait d'une sueur plus ou moins abondante, fétide ; il survenait des selles spontanées copieuses, jaunâtres ou noirâtres, d'une grande puanteur ; le pouls devenait plus élevé ; le délire était moindre ; il survenait quelquefois de la tuméfaction et de la suppuration dans les régions parotidienne, axillaire ou inguinale ; le plus communément, éruption de petites vésicules autour des lèvres ; il y avait diminution graduelle de tous les symptômes de la maladie, et la vie était sauvée ; mais il s'ensuivait une convalescence très-longue. Lorsque la terminaison devait être funeste, les déjections alvines spontanées, involontaires, colliquatives, les urines déposaient un sédiment noirâtre, infect ; le pouls devenait plus fréquent, allait jusqu'à 100, hors le temps des redoublemens ; débilité croissante, chaleur sèche de la peau ; oppression de poitrine, anxiété, soupirs étouffés, gémissemens sourds, langue, lèvres, dents revêtues d'une couche fuligineuse ; parole difficile, entrecoupée, rarement intelligible, marmotement continuel ; plus de délire, ou bien, délire sourd ; hémorrhagies passives ; pétéchies ; pouls intermittent, affaissé, extrémités froides, mort ; et cette terminaison funeste était celle de la maladie chez le plus grand nombre des sujets.

M. Bouchat ne fait mention d'aucune ouverture de cadavre,

mais il fait le plus grand éloges des affusions froides à la manière de Currie.

l. Nous devons à M. Tort (*Thèse* n° 149, 1817) une relation bien faite de l'épidémie, à laquelle il donne le nom de *typhus contagieux*, qui, en 1813, a détruit les deux tiers de la garnison française et le quart de la population de Dantzick.

Température variable, humidité, hiver froid, fatigues excessives de la garnison pour les travaux de la défense, encombrement, affections morales tristes, nourriture insuffisante; telles sont les causes qui ont paru favoriser le développement de cette épidémie si meurtrière. Il y eut beaucoup de malades atteints du *typhus* dans les hôpitaux, puis chez les habitans, qui étaient obligés de loger un certain nombre de militaires; ensuite, quand les casernes, reconnues malsaines, furent évacuées, tous les soldats furent forcément placés chez l'habitant. Dès-lors, l'épidémie et la contagion ne connurent plus de bornes, dit M. Tort. La cause vraiment déterminante de ce *typhus* fut donc évidemment la réunion d'un trop grand nombre d'hommes sains et surtout malades, dans des lieux trop étroits, et la multiplicité des rapports qu'on eut avec les malades.

Selon M. Tort, cette maladie épidémique et contagieuse ne suivait pas la même marche chez tous les sujets.

Au début, souvent frissons le long du rachis, céphalalgie plus ou moins intense, horripilations vagues, malaise général, stupeur semblable à l'état d'ivresse; pouls, tantôt faible, petit, lent, tantôt assez développé, avec gêne de la respiration; peau ordinairement chaude, âpre au toucher, langue blanchâtre, humide, sans altération, plus ordinairement rouge sur les bords et à la pointe, et alors, soif incompescible. Souvent, dès le second jour, céphalalgie plus ou moins vive; idées confuses, visage animé, yeux rouges, saillans, larmoyans. Bientôt accroissement du trouble dans les fonctions du système nerveux, désordre de l'intelligence; diminution, abolition de la sensibilité dans les organes des sens; délire tranquille, quelquefois furieux. Après dix, douze jours de cet état, rémission suivie d'un nouvel accroissement dans les symptômes de la maladie. Alors, délire permanent, spasmes du cou, nausées, douleurs précordiales, abdomen sensible et ballonné, surtout dans le flanc droit; visage pâle, quelquefois grippé, respiration courte, pénible, voix rauque, parole entrecoupée; bouche entre-ouverte, dents et gencives, mais surtout langue, couvertes d'un mucus noirâtre desséché; soubresauts des tendons, agitation convulsive des membres supérieurs; les malades, sans cesse agités, se trouvaient fortement entraînés vers le pied du lit; déjections alvines involontaires d'une extrême fétidité; coma profond... Mort vers le 9e jour. En outre, hémorrhagies nasales, au 4e et au 5e jour de l'invasion; exanthème pourpré avec saillie; fréquemment taches et pétéchies. Quelquefois, ictère, douleur à l'hypochondre droit; dans quelques cas aussi, manifestation de parotides; toujours alors, mort.

A l'ouverture des cadavres, on a trouvé les intestins grêles phlogosés et parsemés d'eschares gangréneuses.

m. L'épidémie non moins mémorable, qui, en 1813, détruisit la moitié de la garnison de Torgau, a trouvé un historien distingué dans M. Gilles de la Tourrette, qui y a signalé trois espèces ou formes principales. (*Thèse* nº 71, 1815.)

Première espèce. — Prodromes. Paresse, insouciance, lassitudes spontanées, pesanteur ou douleurs de tête; absence d'appétit, nausées, sommeil irrégulier, fatigant, troublé par des rêves pénibles; sorte de commotion électrique douloureuse de l'arbre cérébro-spinal, se propageant dans les principaux troncs nerveux; témulence, stupeur, altération des traits de la face. Dans une première période de la maladie, apparence d'un état pyrétique inflammatoire, mais toujours mêlé d'insomnie, de rêves pénibles, de prostration des forces. Au 5e jour, exanthème rosé sur l'abdomen, la base de la poitrine; souvent hémorrhagies nasales. Vers le 7e jour, quelquefois rémission dans les symptômes, sueurs critiques, convalescence. D'autres fois, et plus souvent, délire, sommeil agité, stupeur, soubresaut des tendons. Alors, deuxième période, perte de la force du pouls, langue sèche, noirâtre, pointillée; délire presque continuel et tranquille, rêvasserie, stupeur, coma, soubresauts des tendons, mouvemens spasmodiques dans les membres, carphologie, chute des forces musculaires; quelquefois encore un semblable état était suivi de rémission et de guérison. Plus ordinairement, troisième période, pouls faible, mou, dépressible, bouche béante, langue et lèvres fuligineuses, tremblantes; météorisme de l'abdomen, déjections alvines involontaires, noires, fétides.

Deuxième espèce, plus fréquente, plus terrible, survenant presque toujours brusquement, sans symptômes précurseurs. Migraine violente, ou céphalalgie aiguë, vomissemens et déjections abondantes; météorisme de l'abdomen, décomposition rapide des traits de la face; figure livide, pommettes injectées, stupeur; pouls, d'abord petit et fréquent, puis irrégulier, insensible; yeux ternes, fixes; langue noire et desséchée; pétéchies; quelquefois pustules charbonneuses; froid, souvent gangrène des extrémités. Durée de cette espèce, trois jours, deux jours, douze heures, six heures même! C'est bien là le *typhus siderans*, déjà observé à Sarragosse.

Troisième espèce, toujours lente. Anorexie, chaleur variable, délire erratique, altération des traits de la face; pouls à peine différent de l'état naturel; stupeur, soubresauts des tendons; langue sèche; abdomen tendu, déjections alvines involontaires.

Avec une symptomatologie aussi bien tracée, les détails de l'autopsie des cadavres se réduisent à ce peu de mots : épanchemens séreux, sanguins, inflammations, ecchymoses, taches gangréneuses des membranes muqueuses et séreuses; altération des liquides.

n. MM. Laurent (*Thèse*, n° 59, 1815) et Ardy (*Thèse*, n° 289, 1815) ont donné chacun une excellente dissertation sur l'effroyable épidémie de *typhus* qui a ravagé la garnison française et la population de Mayence, à la fin de 1813, et dans les premiers mois de 1814.

La maladie s'est présentée à eux sous trois formes, ou à trois degrés différens d'intensité.

La première, qui s'est montrée la plus fréquente, surtout parmi les militaires entassés dans les hôpitaux, et a reçu de M. Laurent le nom si expressif de *typhus siderans*, se développait avec la rapidité de l'éclair, débutant presque toujours d'une manière brusque, sans symptômes précurseurs. Céphalalgie violente, perte presque subite de la sensibilité, stupeur; couleur ictérique de l'habitude du corps; décomposition prompte des traits de la face; pommettes souvent très-rouges sur un fond jaune et terreux; conjonctive comme injectée par un sang d'un rouge obscur; hémorrhagies nasales; pouls d'abord petit et fréquent, puis devenant mou, irrégulier, insensible; yeux ternes et fixes, immobilité des paupières, bouche béante, lèvres, langue, gencives, dents, couvertes d'un enduit fuligineux; météorisme de l'abdomen, déjections alvines diarrhéiques, involontaires; pétéchies adynamiques; quelquefois pustules charbonneuses; froid, souvent gangrène des extrémités; respiration rare, courte, irrégulière; hoquets; couleur violette du nez...; la mort survenait dans les vingt-quatre heures, quelquefois au bout de moins de temps encore; au plus, dans le cours du troisième jour.

La seconde forme présentait au début les apparences d'une pyrexie inflammatoire, mais de peu de durée, et bientôt suivie de la chute complète des forces musculaires et de celle du pouls; éruption de taches rosées et de pétéchies, langue, gencives, dents couvertes d'une couche de matières fuligineuses; diarrhée abondante, hémorrhagies nasales, et bientôt le cortége des symptômes de la *fièvre adynamique*.

La troisième espèce ou variété affectait la marche insidieuse des *fièvres lentes nerveuses;* type généralement continu; anorexie, dégoût; pouls n'offrant le plus ordinairement que peu de différence avec l'état normal; chaleur cutanée variable; tristesse, délire presque continuel; le plus souvent stupeur, état comateux, soubresauts dans les tendons, bouche sèche; langue sèche et fendillée à la surface, rouge sur les bords; tension de l'abdomen, déjections alvines copieuses, involontaires, fétides; quelquefois, infiltration et œdème des bras, des jambes; terminaison presque toujours funeste.

On doit être frappé de la ressemblance que le *typhus* de Mayence et celui de Torgau ont offerte aux observateurs; espèce foudroyante, appelée par eux *typhus siderans;* espèce offrant les symptômes et la marche du *typhus* classique, ou *fièvre adynamique;* enfin espèce ressemblant à la *fièvre lente nerveuse.*

Selon M. Ardy, souvent la membrane muqueuse intestinale a paru enflammée, ulcérée, gangrénée dans quelques points. M. Laurent exprime le même fait, en disant que la membrane muqueuse était affectée de gangrène dans plusieurs points. M. Magnin, autre observateur de la même épidémie, avance (*Thèse* n° 17, 1814, Montpellier) qu'ayant fait un grand nombre d'ouvertures de cadavres, il a constamment trouvé la membrane muqueuse des intestins affectée de gangrène en plusieurs points, qui présentaient au pourtour des indurations squirrheuses; il parle aussi du ramollissement constant de la rate.

Un quatrième observateur, M. Fauverge (*Recueil périod.*, t. 70, p. 289), dans un travail riche de faits recueillis dans sa pratique particulière, travail où il croit devoir établir une différence entre la maladie épidémique si meurtrière qui régnait alors dans les hôpitaux, et celle qui sévissait avec tant de violence parmi les habitans, distinction que rien ne semble justifier, trace le tableau suivant de l'affection chez ces derniers.

Frissons passagers, perte d'appétit, sommeil inquiet, nausées, douleur occipito-frontale; hypochondres douloureux au toucher, pouls fébrile, peau sèche... Bientôt, langue sèche et rugueuse, douleurs plus intenses des hypochondres; selles épaisses, copieuses, noirâtres, fétides... Rêvasseries continuelles; abdomen météorisé; langue brunâtre, pouls faible, toujours fébrile... Décubitus en supination, discours vagues, stupeur... Hémorrhagies nasales... Éruption semblable à des piqûres de puce... Augmentation des symptômes adynamiques ; langue, dents, gencives fuligineuses, météorisme et douleurs de l'abdomen, selles fétides, involontaires ; prostration croissante, délire, stupeur... ; énumération un peu confuse peut-être des symptômes, qui établit surabondamment, en opposition avec l'opinion professée par notre observateur, la similitude parfaite de l'affection observée par lui chez les habitans de la ville, et du typhus nosocomial proprement dit, qui sévissait sur la garnison.

A l'ouverture des cadavres « que les occupations de l'auteur, et l'odeur insupportable, ne lui permettaient pas de pousser fort loin », nous trouvons mentionnées de grandes plaques violettes parsemant une portion de l'intestin iléum, des gangrènes du même intestin.

o. Le *Typhus* vient-il aussi à se manifester en France, nous lui trouvons toujours et en tout une symptomatologie identique.

C'est ainsi qu'au mois de germinal an III, à l'époque de la désastreuse guerre civile de la Vendée, une horrible épidémie de cette maladie éclata à Nantes. Moreau, qui l'a vue se modifier d'une foule de manières chez les divers individus, sous l'influence du genre de vie, des privations de tout genre, des affections profondes de l'âme, de la terreur, des excès de fatigue, surtout de l'encombrement des malheureux prisonniers dans des lieux étroits et mal aérés, où ils attendaient une mort inévitable, en donne la description, ainsi qu'il suit. (*Recueil périod. de la Société de médecine*, t. 3, p. 286.)

Chez quelques individus, invasion brusque, rapide, s'annonçant, au milieu même du foyer d'infection, par une chaleur brûlante à la plante des pieds, et par une violente céphalalgie. Dans le plus grand nombre des cas, diminution marquée de la chaleur et de la sensibilité, dégoût, lassitudes spontanées, affaiblissement moral et physique ; céphalalgie quelquefois insupportable ; bientôt, fièvre du plus mauvais caractère, annoncée par un pouls irrégulier, sans réaction, avec des redoublemens vers le soir.

Bientôt, aggravation de tous les symptômes; déjections alvines fétides, tremblement de la langue et des lèvres, soubresauts des tendons, prostration des forces plus ou moins marquée, perversion de quelques sens, principalement de celui de l'ouïe, plus généralement encore imbécillité complète, ou délire stupide; dans quelques cas, des engorgemens du tissu cellulaire et des glandes, et chez les blessés, la pourriture d'hôpital s'emparant des plaies. Du reste, très-grande mortalité, ordinairement du 11ᵉ au 13ᵉ jour, tandis que les premiers efforts critiques ne se manifestaient guère, dans les cas favorables, que vers le 17ᵉ jour, et la convalescence n'était assurée qu'à la fin du 3ᵉ septenaire.

Voyons maintenant le *typhus* produit au sein des populations de la France, sous l'influence presque exclusive du contact plus ou moins intime avec ces longs convois de prisonniers de guerre espagnols, et ces convois plus nombreux encore de soldats français, atteints eux-mêmes de l'épidémie dévastatrice, qui les accompagne depuis les bords du Niémen, de la Vistule et du Rhin, et nous allons le trouver toujours le même.

Le docteur Dupin a décrit (*Recueil périod., t.* 35, *p.* 113) une épidémie, qui, en 1809, a régné dans plusieurs communes de l'arrondissement de Saint-Sever (Landes), à la suite du passage des prisonniers espagnols, et des évacuations des fiévreux de l'armée d'Espagne, et qu'il a trouvée en tout semblable à celle qui, à la même époque, ravageait les hôpitaux militaires dans la Péninsule. Ce médecin éclairé, reconnaissant dans l'affection qui portait la désolation et la mort au milieu des populations effrayées, le caractère de la *fièvre des prisons*, de la *fièvre putride maligne*, de la *fièvre catarrhale maligne* des auteurs, de la *fièvre ataxique* de Pinel, la juge une *fièvre nerveuse aiguë*, rarement inflammatoire, et la décrit de la manière suivante, en y signalant trois degrés distincts.

Dans le premier, lassitudes spontanées, céphalalgie constante, quelquefois violente, quelquefois bornée à un sentiment pénible de stupeur ou de pesanteur; insomnie, sommeil laborieux, non réparateur; engourdissement des membres; alternatives de froid et de chaud; yeux brillans chez les uns, fixes et ternes chez les autres; langue blanche, tremblotante; souvent nausées; abdomen douloureux, diarrhée.

Au second degré, délire continu, le plus ordinairement tranquille et concentré, quelquefois furieux; mouvemens spasmodiques.

Au troisième degré, carphologie, surdité, assoupissement, prostration extraordinaire des forces; pouls petit; hoquets, sueurs, qui affaiblissent les malades sans les soulager; taches rosées, et même pétéchies, langue sèche et aride, diarrhée putride; disposition des vésicatoires à la gangrène.

q. A la même époque, en 1809, le passage d'une autre colonne de ces prisonniers espagnols, sales, couverts de haillons, exhalant une odeur infecte, souvent malades eux-mêmes, donne lieu, dans la ville même de Périgueux (Dordogne), « dans les rues qu'ils ont le plus fréquentées, dans les quartiers qu'ils ont habités, parmi les seuls habitans qui ont eu des rapports avec eux, et surtout avec les malades, » à une affection épidémique meurtrière, que M. Pontard, médecin des épidémies, appelle une *fièvre maligne essentielle suigeneris*, ou *vrai typhus*; et où l'on trouve, en effet, les symptômes suivans: Bouche sèche, langue blanchâtre; épigastre douloureux; céphalalgie, tremblement des mains, soubresauts des tendons, délire sourd, petitesse, faiblesse, inégalité du pouls, peau aride, chaleur mordicante, extrême prostration des forces, etc. (*Recueil périod.*, *t.* 36, *p.* 29.)

r. M. Boulangier (*Thèse n°* 267, 1820) assigne pour causes du *typhus* qui a affecté les prisonniers espagnols amenés dans la ville d'Auxerre (Yonne), en 1811 et 1812, et par eux s'est communiqué aux habitans, la nostalgie, le découragement, le manque de nourriture et de vêtemens, l'encombrement dans les locaux trop peu spacieux, la malpropreté, le froid humide, etc.

Précédée d'affaiblissement des facultés intellectuelles, des desirs et sensations ordinaires, de lassitudes spontanées, la maladie, à son début, présentait bientôt la série des symptômes que voici : Vertiges ; somnolence , tremblement des mains , commotion comme électrique dans les membres, fétidité de l'haleine ; puis, horripilations dans le dos ; décoloration de la peau, sensation incommode et douleurs dans la tête, abattement général, tristesse... Augmentation de la chaleur de la peau, qui devient âcre, mordicante ; pouls fréquent, accéléré, plus ou moins vif ; altération particulière des traits de la face, langue d'abord blanchâtre et humide, puis sèche, noire, fendillée, dents et lèvres encroûtées d'un enduit fuligineux ; soif vive ; déglutition difficile, météorisme de l'abdomen ; constipation d'abord, puis diarrhée fétide ; quelquefois épistaxis, prostration des forces, carphologie, hoquets, symptômes spasmodiques.

Dans quelques cas, marche tellement rapide de la maladie, que la mort survenait en deux, trois jours au plus. Ordinairement, signes d'une inflammation plus ou moins vive. Chez beaucoup de sujets, symptômes gastriques très-prononcés. Chez ceux qui étaient affaiblis, épuisés par la misère, les marches forcées, etc., phénomènes d'inflammation, pour ainsi dire latens, moins intenses ; chaleur plus âcre, pouls plus faible, prédominance des symptômes adynamiques.

M. Boulangier, qui ne mentionne les résultats d'aucune ouverture de cadavre, regarde la maladie des prisonniers espagnols, comme la *fièvre maligne*, la *fièvre putride*, la *fièvre de mauvaise nature*, la *fièvre des prisons*, etc. ; il la considère comme *un véritable typhus* qui, pour lui, est une *fièvre continue aiguë*, présentant généralement des symptômes ataxo-adynamiques, quelquefois des symptômes inflammatoires et bilieux.

s. En 1812, la ville de Beaune (Côte-d'Or) et ses environs, éprouvèrent, à la suite du passage des prisonniers espagnols de la garnison de Valence, une maladie épidémique, qui fit de grands ravages, et à laquelle M. Bard donne le nom de *fièvre muqueuse-adynamique* ou *adynamico-ataxique*. (*Recueil périod., t.* 44, *p.* 233.)

L'auteur signale trois variétés principales dans cette maladie, qui fit de nombreuses victimes parmi les individus qui furent en rapport avec les prisonniers, et surtout avec les malades, harassés de fatigue, succombant à la misère, aux privations, à la maladie, et entassés dans des lieux insalubres et trop peu spacieux.

Première variété, propre aux sujets vigoureux, athlétiques, aux femmes dans l'imminence de la menstruation; pouls plein, fort, cependant avec un peu d'irrégularité et de tendance à se laisser déprimer, face rouge, yeux injectés et brillans, céphalalgie violente, douleur cervicale, langue presque naturelle, ou couverte d'un enduit blanc ou jaunâtre, papilles d'un rouge foncé;... hémorrhagies nasales spontanées, non critiques, suivies d'affaiblissement profond, d'adynamie des plus caractérisées, de délire. Dans le deuxième septénaire, phénomènes d'adynamie et quelquefois d'ataxie, redoublemens fébriles irréguliers, bouche aride, langue fendillée, dents sèches et luisantes, soif peu intense.

Deuxieme variété. — Chez la plupart des prisonniers de guerre, chez les sujets faibles, épuisés, dès le début, concours imposant des symptômes décidément adynamiques; bouche d'abord pâteuse, devenant bientôt aride, fuliginosité des dents, des lèvres, de la langue; traits offrant l'expression de la prostration des forces, mouvemens lents, automatiques, presque insensibles, peau sèche. Dès le deuxième septénaire, diarrhée séroso-bilieuse, bientôt continue, soif, météorisme de l'abdomen.

Troisième variété, éminemment ataxique, quelquefois même dès le début. Délire plus ou moins prononcé, vociférations, mouvemens spasmodiques, accidens convulsifs; brusques alternatives de froid et de chaud; face changeant instantanément de couleur, portant l'impreinte de l'inquiétude ou de l'étonnement, conjonctives rouges, affaiblissement de la vue; idées sinistres, soubresauts des tendons, mouvemens involontaires, pouls nerveux, petit, irrégulier, comme gazeux (facilement dépressible et fuyant sous les doigts), fièvre croissant et décroissant d'une manière irrégulière, sueurs sans soulagement. — Quelle que fût la forme que la maladie affectait, tous les symptômes s'exaspéraient ordinairement vers le septième jour ; ils décroissaient à la fin de la seconde semaine, ou dans le cours de la troisième. La mort, dans ces cas malheureusement trop fréquens, arrivait du huitième au quatorzième jour, rarement plus tard.

Voilà un tableau bien fait d'une épidémie de *typhus* ; voilà cette variété dans les formes, qui faisait jadis et naguère encore répartir dans des ordres différens de la classe des fièvres, une maladie toujours la même dans tous les cas ; mais surtout, voilà encore les symptômes graves, funestes, par lesquels se traduisait aux yeux de l'observateur attentif, cette altération profonde de l'organisme vivant, dans les appareils nerveux, circulatoire, digestif et cutané.

t. Nous devons à M. Marquis (*Thèse n°* 149, 1814) la relation de l'épidémie de *typhus*, qui a régné en 1814, dans l'arrondissement de Tonnerre (Yonne), à la suite de l'occupation du pays par les troupes alliées, qui traînaient après elles cette maladie.

Il y avait eu dans l'hiver et au printemps beaucoup d'humidité froide, des variations atmosphériques fréquentes ; puis, vers le mois de juin, des chaleurs. Les inquiétudes, la terreur même, modifiaient défavorablement la constitution des habitans des campagnes. Les soldats autrichiens étaient atteints de dysenterie, et, disait-on, d'une fièvre nerveuse. Reçus d'abord dans l'hôpital civil de Tonnerre, les malades furent ensuite logés chez l'habitant, dans les diverses communes. Dès-lors, l'épidémie, d'abord concentrée dans l'hôpital et dans la ville, se répandit dans les campagnes. Ceux des habitans qui, les premiers, avaient logé des militaires malades, furent les premiers affectés. L'auteur de la dissertation que nous analysons, regarde cette maladie comme un *typhus bénin* ; car on n'observa, dit-il, que rarement des symptômes ataxiques et adynamiques graves ; sans doute, parce que les sujets n'étaient point réunis dans un même lieu, et qu'il n'y eut point d'encombrement des malades dans des locaux peu spacieux. Voici l'état de la ville.

Au début, frissons et chaleur alternativement, céphalalgie. Du quatrième au cinquième jour, véritables paroxysmes, plusieurs fois dans la journée, mais plus distinctement le soir. Coma, délire, surdité, soif. Augmentation de ces symptômes jusqu'au septième, au quatorzième, au dix-septième jour. Idées tristes, toujours les mêmes, dont les malades ont conservé le souvenir dans la convalescence; vers la fin de la maladie, crampes dans les mollets. Peau sèche, langue rouge et sèche, respiration gênée et fréquente, pouls très-peu différent de l'état naturel, soif vive. Stupeur, quelquefois très-grande, dès le début; insensibilité extraordinaire, insomnie complète. Parotides vers le sixième jour, le septième, rarement plus tard; généralement, éruption miliaire dans le cours du second septénaire. État catarrhal des membranes muqueuses des voies aériennes peu prononcé; épistaxis, dans les premiers jours; diarrhée au neuvième, ne soulageant pas les malades, et, plus tard, déterminant un affaiblissement considérable. Sueurs abondantes, souvent critiques, les 6e, 7e, 14e et 21e jours. Les symptômes adynamiques ont constamment prédominé, et se sont manifestés de bonne heure; prostration des forces, enduit fuligineux de la langue et des dents, météorisme douloureux de l'abdomen, tremblement des mains, impossibilité presque absolue des mouvemens volontaires; fréquemment, des escharres au sacrum, à la surface des plaies des vésicatoires.

u. Dans les derniers mois de 1813 et le commencement de 1814, sous l'influence d'une constitution atmosphérique humide, d'une température variable, des affections tristes, des inquiétudes causées par les désastres de la guerre, des fatigues qui en sont inséparables, de l'arrivée surtout et de l'encombrement des malades dans des locaux trop peu spacieux, de l'inobservance de toutes les règles de l'hygiène, etc., une épidémie *désolatrice* a éclaté dans le département de la Meurthe, soit dans les hôpitaux où étaient reçus les militaires, soit dans les maisons particulières. Voici le tableau qu'en a tracé sur les lieux M. Thouvenel, médecin à Pont-à-Mousson. (*Traité analytique des fièvres*, 1814.)

Invasion. Horripilations ou frissons plus ou moins forts, chaleur incommode, âcre, irrégulière, douleur plus ou moins forte au dos, à l'épigastre, au front, à l'occiput. Très-souvent, phlogose des membranes muqueuses. Le soir ou la nuit, exacerbation des symptômes; soif, dégoût pour les alimens, langue jaunâtre ou rouge sur les bords, sèche ou humide, nausées, vomissemens bilieux. Tristesse, pressentimens sinistres, vertiges, sorte d'ivresse, air de stupeur; pouls ordinairement accéléré, petit ou fort, dilaté et ondulant; défaillances, quand le malade se tenait debout; pommettes colorées en rouge obscur, avec pâleur générale de la face, traits altérés; éruption sur la poitrine, le dos, l'abdomen, les membres même, de petites taches rouges circonscrites, quelquefois de *sudamina*. Tintemens d'oreilles, faiblesse, obtusion, ou au contraire sur-excitation des sens; délire sombre ou agité. Vers le sixième jour, arrivait le stade d'augment, qui se continuait souvent jusqu'à la terminaison par la mort, ou par une crise favorable.

Si les symptômes de la *fièvre ataxique* devaient prédominer, peau sèche, langue tremblante, raccornie; voix brève, réponses brusques, délire gai ou furieux, ou bien stupeur profonde; quelquefois; nouvelles hémorrhagies nasales, yeux généralement fixes; pouls ondulant, déprimé, quelquefois insensible ou tremblant; soubresauts des tendons, trismus, carphologie, aphonie, sueurs froides partielles, quelquefois semi-paralysie ou convulsions. Cette forme était principalement le partage des sujets nerveux ou fatigués par des travaux d'esprit, en proie à des affections de l'âme plus ou moins pénibles, etc.

Quand l'*état adynamique* devait prédominer dans le *typhus*, dents, lèvres, langue brunes, noires; traits de la face profondément altérés, et, si les malades étaient placés dans un foyer d'infection, coucher en supination; déjections fétides, brunes, noires; taches violettes ou brunes, vergetures sur la peau ; somnolence continue ou insensibilité profonde ; météorisme des intestins ; gangrène des parties saillantes, des plaies des vésicatoires ; aspect cadavéreux de la figure ; pouls de plus en plus petit et lent ; les malades ne pouvaient plus avaler ; les boissons tombaient dans l'estomac, comme si elles passaient à travers un conduit inerte..... Mort.

M. Thouvenel signale, à l'ouverture des cadavres, des épanchemens séreux dans le crâne, l'injection des vaisseaux de la dure-mère et du cerveau ; les muscles flasques, le sang incomplétement coagulé et dissout ; généralement quelques taches gangréneuses en plusieurs points des membranes des intestins.

v. Après les événemens militaires de 1813 et 1814, une horrible épidémie exerça ses ravages parmi les soldats accumulés dans l'hôpital militaire de Grenoble (Isère). M. Comte, qui y reconnut la *fièvre des camps* de Pringle, la *fièvre nerveuse maligne*, et qui lui donna le nom de *fièvre nerveuse typhïode adynamique*, en distingua deux variétés, l'une avec tétanos ou renversement de la tête en arrière, l'autre sans ce phénomène. (*Recueil périod.*, t. 58, p. 221.)

Toujours les mêmes causes prédisposantes et occasionelles ; fatigues, misère, chagrins, encombrement des sujets sains et malades dans des lieux trop étroits, mal aérés, malpropres, etc.

Première variété. — Fièvre typhoïde nerveuse adynamique, sans tétanos. Irritation vive et générale, céphalalgie, fièvre continue, pouls serré, langue rouge, toux et apparence de complication catarrhale, prostration, yeux très-rouges, injectés ; regard comme égaré, délire plus ou moins violent, agitation convulsive. Bientôt, prostration plus prononcée, abolition des facultés intellectuelles, traits de la face profondément altérés, langue, dents et gencives enduites d'un *lentor* noirâtre, épais et sec ; fièvre continue, avec redoublement le soir ; pouls très-faible, et successivement toute la série des phénomènes adynamiques.

Deuxième variété. — Fièvre typhoïde nerveuse adynamique avec tétanos. Aux symptômes qui viennent d'être énumérés, s'ajoutaient la raideur de la mâchoire inférieure et du col, ainsi que le renversement de la tête en arrière.

A l'ouverture des cadavres, M. Comte, qui a spécialement porté son attention sur le système nerveux cérébro-spinal, a trouvé dans tous les cas les vaisseaux de l'encéphale développés, des traces d'inflammation plus ou moins prononcée, une apparence de ramollissement dans quelques points, de la sérosité dans les ventricules; des traces d'inflammation de l'arachnoïde spinale; de semblables traces livides ou d'un livide rouge brun sur la moelle épinière, qui se montrait ramollie dans quelques points.

x. Une épidémie de *typhus* s'étant déclarée à Paris dans l'hospice de la Salpêtrière, parmi les médecins, les sœurs hospitalières, les malades sédentaires et les gens de service, à la suite de l'admission dans cet établissement d'un grand nombre de soldats atteints eux-mêmes de cette affection, M. Lapille (*thèse* n° 103, 1814) en a tracé le tableau suivant d'après une cinquantaine de faits qu'il a observés. La maladie, comme dans tous les autres cas d'épidémie, a présenté trois périodes distinctes, que l'auteur décrit ainsi qu'il suit.

Première période, d'irritation. — Après quelques jours d'indisposition, et quelquefois d'une manière instantanée, changement d'humeur, inquiétudes morales, lassitudes spontanées, perte d'appétit. Bientôt après, état d'inquiétude, d'étonnement, quelquefois craintes de la mort; d'autres fois indifférence profonde; délire rare, uniquement roulant sur des sujets tristes; réponses encore justes, quelquefois brusques, plus ordinairement lentes et faites avec une sorte d'indifférence; somnolence; réveil étonné. Céphalalgie, aspect d'étonnement et de stupeur; ouïe quelquefois plus fine et péniblement affectée par le moindre bruit éclatant; plus ordinairement un peu obtuse; yeux brillans, injectés en rouge; goût diminué; toucher quelquefois exalté, plus communément obtus. Du quatrième au septième jour, taches rosées plus ou moins saillantes sur l'abdomen, la base de la poitrine, les membres. Lenteur, impossibilité des mouvemens, douleurs dans les membres, tremblemens des mains. Bouche pâteuse ou amère; nausées, épigastre douloureux, abdomen plus douloureux encore; diarrhée beaucoup plus fréquente que la constipation. Hémorrhagies nasales qui soulageaient à peine ou point du tout les malades; sang noir, diffluent. Ordinairement le soir et la nuit, paroxysme fébrile très-prononcé.

Deuxième période, d'adynamie. — Stupeur, somnolence plus prononcée, délire taciturne, typhomanie, plaintes fréquentes, défaillances, lipothymies, quand on plaçait les malades à leur séant; face plus étonnée, pâle; céphalalgie; yeux plus injectés, chassieux, illusions d'optique. Diminution de la sensibilité; faiblesse des mouvemens volontaires; coucher en supination, soubresauts des tendons, tremblement des mains; haleine fétide, langue brune, noire, sèche; dents et lèvres fuligineuses, douleurs abdominales, diarrhée involontaire; aggravation des symptômes d'adynamie et mort, vers la fin du second septénaire. On n'a point observé de parotides, ni de bubons.

Troisième période, de convalescence. — Rémission de tous les symptômes; la langue s'humectait; des sueurs odorantes avaient lieu, etc.; la convalescence était toujours longue; à une époque quelquefois déjà éloignée, desquamation de l'épiderme.

M. Lapille ne fait mention d'aucune ouverture de cadavre; mais M. Pellerin, autre historien de cette épidémie, rapporte que, sur les cadavres des sujets qui ont succombé à ce qu'il appelle la fièvre adynamique avec la diarrhée, qu'il croit apparemment une maladie distincte en cette circonstance, on a presque toujours trouvé le canal intestinal rouge dans plusieurs points, les intestins grêles quelquefois contractés, d'autres fois, notablement distendus par des gaz, et souvent, à l'intérieur, des érosions, surtout vers la fin de l'iléon et jusque dans le cœcum, entourées d'un cercle violet, avec bords élevés, et au centre une destruction des tuniques intestinales, de sorte qu'il ne restait que le péritoine. Dans les points correspondans aux érosions, l'intestin, vu en dehors, paraissait d'un rouge plus ou moins foncé.

Ganglions mésentériques très-engorgés. (*Thèse n°* 184, an 1814.)

γ. Après huit ans de paix, une courte expédition de guerre au-delà des Pyrénées, en 1823, en donnant lieu au transport de quelques centaines de prisonniers de guerre, du fort de la Seu d'Urgel, à Alby (Tarn), a failli renouveler: sur une petite échelle sans doute, les tristes résultats de la misère, des fatigues excessives, et principalement de l'encombrement des malades, des prisonniers de guerre dans des locaux trop étroits; en un mot, faire paraître de nouveau parmi nous le *typhus nosocomial* et *carcéraire*. M. Delbosc (*Recueil périod., t.* 83, *p.* 194) donne la relation suivante de cette épidémie, dans laquelle il distingue trois périodes.

Dans la première, alternatives de frissons et de bouffées de chaleur, sécheresse de la peau, douleurs obtuses au cou, aux épaules, quelquefois aux cuisses; bouche amère, langue jaunâtre, abdomen douloureux, pouls variable, quelquefois élevé et dur, plus ordinairement resserré et tremblotant; inquiétude, tristesse, abattement général; quelquefois sensation et oppression précordiale, rarement épistaxis, plus rarement encore exanthème rosé. — Dans la seconde période, palpitations du cœur, syncopes, vomissemens, tremblement des membres; céphalalgie violente, chaleur plus forte, peau aride, langue brune et sèche, difficilement portée hors des lèvres, pouls très-variable, le plus souvent serré, quelquefois petit et faible, et d'autres fois vibrant, jamais grand et élevé; surdité, facultés intellectuelles troublées et extrêmement lentes; coucher en supination, assoupissement profond, insouciance absolue, délire sourd; quelquefois idées fixes, dans quelques cas aussi, déglutition difficile, et raideur tétanique de la mâchoire inférieure. — Dans la troisième période, état comateux, surdité complète; langue aride, noire, crevassée, impossible à sortir de la bouche; lèvres et dents encroûtées d'une mucosité noirâtre, mouvemens convulsifs, pouls petit, tremblotant, misérable; mort par asphyxie. — Le plus ordinairement, le pouls se relevait, devenait moins fréquent, plus fort, plus régulier, plus égal ; la peau se couvrait d'une douce moiteur, les urines déposaient un sédiment blanchâtre ou rougeâtre... Amélioration graduelle.

Voici le résultat de l'ouverture des cadavres : Sérosité abondante entre les méninges et dans les ventricules du cerveau ; vaisseaux fortement injectés ; tunique péritonéale de l'intestin grêle d'une couleur rosée.

Observations particulières.

z. Après cette longue série de relations d'épidémies de *typhus*, que les divers auteurs ont tracées d'après les nombreuses observations qu'ils en avaient sous les yeux, et qui semblent, en quelque sorte, calquées les unes sur les autres, tant la maladie s'y montre semblable à elle-même, dans tous les lieux et tous les temps, sous les rapports multiples des circonstances qui en favorisent le développement, des causes directes qui la produisent, des symptômes propres, de la marche générale, des formes qu'elle affecte, selon la constitution des sujets qui en sont atteints ; confirmons l'exactitude de ces tableaux généraux du *typhus*, en présentant ici quelques cas particuliers, dont les observations, recueillies avec soin, ont été publiées.

1° Sous le titre d'*Observation pour servir à l'histoire de l'épidémie qui a régné dans les hôpitaux de la Grande-Armée, en Autriche, en* 1806 ; M. Gras, médecin des hôpitaux militaires, a communiqué le fait suivant à M. Desgenettes. (*Recueil périod., t.* 33, *p.* 32.) On y voit un jeune médecin éprouver la série de symptômes, dont voici un court exposé.

Frissons, douleurs de tête, inappétence, augmentation de tous les symptômes, nuit agitée, lassitudes générales, douleurs dans les membres. — Troisième jour, langue épaisse et blanchâtre, bouche amère, nausées, peau sèche. — Quatrième jour, à la suite d'un vomitif, bouffées de chaleur, face animée, inquiétude, incohérence dans les idées, peau brûlante, nuit agitée, insomnie, légère épistaxis... — Cinquième jour, le lendemain, un peu de rémission ; le soir, redoublement dans l'intensité des symptômes, agitation, prostration des forces, langue brune au centre, céphalalgie violente, délire, persuasion d'une mort inévitable, légère épistaxis. — Sixième jour, augmentation de tous les symptômes, deux selles abondantes... — Septième jour, pouls petit, faible, sautillant, langue brune, peau aride et brûlante, délire violent... — Huitième jour, pouls à peine sensible, grande prostration des forces, délire, idées de mort, lipothymies... — Neuvième jour, altération profonde des traits de la figure, mouvemens convulsifs des muscles de la face, grincemens des dents, soubresauts des tendons, assoupissement continuel, langue noire et tremblante, que le malade ne pouvait point présenter sur les bords des lèvres, abdomen élevé et sensible à la pression, selles involontaires... — Dixième jour, déglutition difficile, respiration gênée, perte de la sensibilité, grincemens des dents : le malade ramasse des flocons. — Onzième jour, sueur très-fétide, visqueuse, deux selles infectes, nuit plus calme. — Douzième jour, langue très-noire, sèche, tremblante, abdomen météorisé, prostration des forces portée à l'extrême, escharre au sacrum... — Treizième jour, mêmes symptômes, selles et urines involontaires... — Quatorzième jour, le pouls se relève, légère transpiration d'une odeur désagréable, sur tout le corps, réveil comme d'un profond sommeil, regards incertains, le malade reconnaît toutes les personnes qui l'entourent... Jusqu'au vingtième jour, quelques légers retours du délire ; couleur brune de la langue jusqu'au vingt-sixième ; prompt rétablissement du corps, mais, au trentième jour, faiblesse encore persistante de l'intelligence.

2°. Au moment où les événemens de 1814, ont fait éclater le *typhus* dans les hôpitaux de la capitale, par suite de l'arrivée de nombreux malades, épuisés par la fatigue, la misère, les peines de l'âme, M. Castel a publié, à la suite d'un écrit intitulé : *Quelques remarques sur le typhus*, un fait plein d'intérêt, recueilli, comme l'observation précédente, sur un jeune médecin, tombé malade au milieu du service dont il était chargé. (*Recueil périod., t.* 49, *p.* 376.)

Dans le premier septénaire, vicissitudes de froid et de chaud, anorexie, nausées, langue saburrale d'abord, puis sèche; prostration des forces, sentiment de pesanteur à la tête, avec violente céphalalgie, insomnie. Dans la seconde période, peu de liaison dans les idées, tension des hypochondres, douleur dans tout l'abdomen, déjections fréquentes, liquides, d'une grande fétidité, éruption de pétéchies sur l'abdomen, prostration extrême des forces. Les jours suivans, beaucoup de stupeur, incertitude dans les mouvemens et dans la volonté, confusion dans les idées, difficulté à parler, langue aride et fendillée, chaleur brûlante à la peau, même fréquence des déjections, pouls petit, serré et fréquent... — Le onzième jour, augmentation du délire, coucher en supination, surdité complète, vains efforts pour sortir la langue de la bouche; tremblement des mains : le soir, fort paroxysme, soif plus ardente. — Le douzième jour, violente agitation du malade, déjections involontaires, pétéchies plus nombreuses, moins de gêne dans la respiration, langue et lèvres fuligineuses. — Du treizième au quinzième jour, soubresauts dans les tendons, pupilles dilatées, conjonctive oculaire injectée et rougeâtre. — Le seizième jour, diminution du délire et de la stupeur, désir des boissons acides. — Le dix-septième, urine trouble et sédimenteuse, escharre au sacrum, les pétéchies s'effacent. Les jours suivans, les déjections cessent d'être involontaires, parole plus facile, un peu de sommeil, la langue humectée se déterge, pouls moins fréquent et plus développé, cependant l'apyrexie n'est pas complète, rétablissement des facultés intellectuelles... — Au vingt-cinquième jour, il reste encore de la fréquence dans le pouls et un excès de chaleur à la peau, selles naturelles... Retour des forces, convalescence confirmée au trentième jour. Comme beaucoup d'autres observateurs, M. Castel

6

a, par impropriété de termes, employé l'expression de pétéchies pour désigner l'éruption rosée du *typhus*.

3°. Voici une observation empruntée à la thèse de M. Marquis, sur l'épidémie de Tonnerre en 1814.

Lassitudes spontanées, malaises, quelques frissons passagers. — Au quatrième jour, faiblesse avec engourdissement des membres, céphalalgie, nausées, délire fugace, face animée, toux sèche, pouls fort et précipité, paroxysmes le soir. — Cinquième jour, nuit agitée, céphalalgie plus vive, assoupissement et délire alternatifs, face plus rouge, air triste, abattu, bouche sèche, langue recouverte d'un enduit grisâtre, rouge à la pointe et sur les bords, soif très-vive, douleurs dans les jambes, éruption de pétéchies semblables à des piqûres de puce, sur la base de la poitrine; douleurs dans l'abdomen sans météorisme, constipation, urines rares. — Sixième jour, insomnie continuelle, délire violent, adynamie très-prononcée, douleurs générales, pétéchies plus nombreuses, langue sèche, brune, tremblante, articulation des sons difficile, pouls lent, faible. — Septième et huitième jours, coma. — Neuvième jour, augmentation de l'éruption pétéchiale et du délire, langue et dents fuligineuses. — Dixième jour, surdité, déglutition difficile, voix faible et tremblante, pouls faible, irrégulier, lent, escharres gangréneuses sur les plaies des vésicatoires. — Treizième jour, les pétéchies s'effacent, abdomen douloureux, météorisé, pouls faible, face pâle, chaleur de la peau considérable, paroxysme irrégulier pendant le jour, délire augmenté, soubresauts des tendons, respiration suspirieuse, pouls faible, irrégulier, plaintes fréquentes. Le soir, paroxysme le plus violent qui ait encore eu lieu, à la suite duquel sueur partielle d'abord, puis devenant générale et abondante... Au quinzième jour, soulagement marqué dans l'état du malade, amélioration graduelle.

Voilà, assurément, des observations précieuses, par l'exactitude et la précision des détails dans lesquels sont entrés les médecins instruits et attentifs qui nous les ont transmises. En outre, si l'on fait réflexion qu'elles ont été recueillies par ces mêmes médecins, dans le cours de trois épidémies non contestables de *typhus*, et présentées par eux, comme des exemples de la maladie épidémique régnant alors dans les hôpitaux de Vienne, de Paris, de Tonnerre, personne ne sera disposé à révoquer en doute la justesse de la dénomination de *typhus*, qui leur a été imposée. Telle est donc incontestablement la symptomatologie ordinaire du *typhus des camps*, des *hôpitaux militaires*. Mais, si l'on séparait ces histoires particulières des circonstances spéciales qui ont donné lieu à la maladie, et qu'on les supposât recueillies en temps ordinaire, dans la pratique particulière, par exemple, sur un jeune artisan, sur un étudiant en médecine, nouvellement arrivé à Paris, qui ne serait naturellement porté, selon la doctrine médicale qu'il aurait adoptée, à y voir une fièvre adynamique ou adynamico-ataxique, une gastro-entéro-encéphalite grave, une dothinentérie, ou enfin, une *fièvre typhoïde*? Et l'histoire symptomatologique qu'il nous reste à donner de cette dernière affection, va démontrer, nous l'espérons du moins, quelle serait la justesse de cette manière de voir.

II. De la *fièvre typhoïde*. — Nous aurions pu maintenant demander indifféremment la description générale de la *fièvre typhoïde* à MM. Petit et Serres, qui, sous le nom de *fièvre entéro-mésentérique*, ont tracé le tableau de l'épidémie qu'ils ont eue sous les yeux, en 1811 et 1812, à l'Hôtel-Dieu de Paris; à M. Louis, cet observateur si exact, qui a donné une description générale des faits qu'il avait lui-même observés; ou à M. Chomel, qui a publié en tête de ses *Leçons de clinique médicale*, la description générale de la maladie, d'après l'observation directe d'une quarantaine de cas dont les détails ont été recueillis dans son service. Nous nous bornerons à transcrire cette dernière comme la plus récente.

Bien que la *fièvre typhoïde*, selon M. Chomel, se présente souvent sous des formes assez diverses pour qu'on ait pu long-temps regarder comme des affections tout-à-fait distinctes ce qu'il considère comme de simples variétés, on doit cependant reconnaître qu'à l'aide d'une observation plus exacte, on retrouve dans toutes une série de symptômes qui leur sont communs et offrent dans leur développement une analogie remarquable.

L'invasion de la *fièvre typhoïde* n'a pas constamment lieu de la même manière. Dans un certain nombre de cas, les phénomènes propres au début sont précédés de préludes particuliers; mais le plus souvent, l'invasion a lieu d'une manière subite; elle s'effectue inopinément au milieu des apparences de la plus belle santé, et sans qu'aucun phénomène précurseur l'ait annoncée. Quelquefois, avant l'invasion, changement plus ou moins notable dans l'expression de la physionomie, qui devient triste et abattue; aptitude moindre aux travaux intellectuels, diminution sensible des forces, avec amaigrissement; fatigue à la suite du moindre exercice, inquiétude vague et sentiment de l'imminence d'une maladie grave; malaises généraux, douleurs dans les membres; appétit beaucoup moindre, bouche pâteuse, quelquefois diarrhée qui cesse bientôt pour reparaître après l'invasion.

Le plus souvent la maladie débute par une céphalalgie intense; la physionomie s'altère rapidement; fréquemment, dès les premiers jours, stupeur déjà assez prononcée, contractilité musculaire considérablement diminuée. Souvent frisson suivi d'une fièvre très-forte. Démarche chancelante comme celle d'un homme ivre. Dans le plus grand nombre des cas, diarrhée dès le premier ou le second jour, quelquefois à une époque plus éloignée du début. Douleurs abdominales survenant à peu près en même temps que la diarrhée.

Dans le premier septénaire, altération des traits déjà frappante; physionomie moins mobile, sans expression, ou avec l'expression de l'indifférence la plus profonde, lenteur des réponses, regard stupide; cependant, raison libre, rarement délire avant la fin de cette période ou vers les premiers jours de la suivante; faiblesse musculaire très-prononcée, le plus souvent, décubitus sur le dos, sans mouvement; vertiges et tournoiement de tête quand le malade se met sur son séant. La nuit, insomnie continuelle ou presque continuelle, et même, dans les courts intervalles de sommeil, rêves pénibles dont le malade paraît conserver l'impression, et qu'il confond avec l'état de veille. Céphalalgie dès le début et pendant tout le cours du premier septénaire. Bouche pâteuse, imparfaitement humectée par une salive chaude et épaisse, qui donne une sensation de gluant au doigt appliqué à la surface de cet organe. Lèvres sèches, fendillées, couvertes de plaques jaunâtres; aspect luisant des dents, dépendant de la dessiccation d'une couche légère de mucus buccal. Mal de gorge, déglutition difficile; inappétence, nausées, rarement vomissemens. Soif vive, désir de boissons fraîches et acidulées. Diarrhée chez presque tous les malades; quelquefois, cependant, ne paraissant que dans les premiers jours de la seconde période, variant à raison du nombre des évacuations et de la nature des matières évacuées. Dans quelques cas, dès les premiers jours, l'abdomen, sans augmentation sensible de volume, donne à la percussion un son plus clair; plus tard, le volume augmente, le ventre s'arrondit et se ballonne. Gargouillemens déterminés par la pression de la main sur la partie inférieure de l'abdomen, et principalement sur la région iliaque droite, plus rares dans la première période, fréquens et constans dans les suivantes. Sensibilité du ventre à la pression, apparaissant dès le début de la maladie, quelquefois même avant la diarrhée, se liant le plus souvent à un état d'endolorissement, soit des parties voisines, soit même de toute la surface du corps. Pouls large et sans résistance; fréquence augmentée; peau rouge et halitueuse; mais dans le plus grand nombre des cas, au bout de quelques jours, le développement des phénomènes inflammatoires perd beaucoup de son intensité; le pouls, qui reste ou qui devient plus fréquent, perd de sa largeur, de sa consistance, et cède facilement à la pression; chaleur âcre de la peau. Fréquemment épistaxis légères qui ne soulagent pas les malades de la céphalalgie qu'ils éprouvent. Respiration ordinairement accompagnée de râle sibilant, rarement toux proportionnelle.

Vers la fin de cette première période, ou dans les premiers jours de la suivante, éruption plus ou moins abondante sur l'abdomen, la poitrine, les membres, de petites taches rosées, disparaissant par la pression, d'une demi-ligne à deux lignes de diamètre, arrondies, à peine saillantes au-dessus du niveau de la peau; dans quelques épidémies de fièvres continues, cette éruption s'est montrée si abondante, qu'elle formait le caractère le plus saillant de la maladie. A une époque plus avancée, et ordinairement vers la fin, il se manifeste une autre éruption moins exclusivement propre à la fièvre typhoïde, mais qui y est fréquente, ce sont les *sudamina*. Facilité extrême avec laquelle se forment des escharres et des ulcérations, principalement à la surface des parties habituellement comprimées, et aussi des plaies artificielles. Altération profonde de la contractilité musculaire, de sorte que le malade ne peut point s'aider, qu'il semble être une masse inerte, et reste constamment dans le décubitus dorsal. Déglutition difficile par suite de l'affaiblissement de la contractilité du pharynx; déjections alvines involontaires et inaperçues, souvent rétention d'urine; dans quelques cas même, affaiblissement notable des muscles de la respiration, ce qui menace le malade d'une mort prochaine. En même temps, soubresauts des tendons, mouvemens convulsifs, surtout à la face, céphalalgie. Dans des cas plus graves encore, raideur générale permanente. — Dans cette période, la céphalalgie disparaît, ou le malade ne s'en plaint plus; le coma vigil est remplacé par la somnolence continuelle; stupeur extrêmement prononcée; insensibilité du malade à toutes les impressions externes et internes. Par opposition, quelquefois, excitation des facultés intellectuelles manifestée par le délire, qui offre les plus grandes variétés sous le rapport de l'intensité et de la durée, quelquefois n'ayant lieu que le soir et pendant la nuit, à l'époque du paroxysme fébrile; d'autres fois continuel; tantôt agité, violent, exigeant des moyens de répression pour maintenir le malade dans son lit; tantôt tranquille et sans agitation, offrant la plus grande variété pour le genre des idées, qui sont tantôt fixes et tantôt changeant sans cesse. Dureté de l'ouïe, obtusion des autres sens. Pouls ordinairement petit, faible, tremblotant, quelquefois rebondissant, saccadé, intermittent, d'autres fois très-variable. Paroxysmes ayant lieu constamment le soir et pendant la nuit; quelquefois à peine sensibles, d'autres fois violens, plus rarement précédés de frissons et suivis de sueur que dans la première période. Chaleur encore plus âcre, sécheresse, rugosité de la peau au toucher. Soif généralement moins vive; par suite de l'occlusion des fosses nasales qu'obstruent des mucosités desséchées, la bouche reste ouverte, la langue se dessèche, les lèvres, les dents, les gencives sont couvertes d'un enduit fuligineux résultant de la dessiccation du mucus buccal et de la salive épaissie. Persistance de la diarrhée; selles involontaires, suivies de faiblesse plus grande; souvent alors hémorrhagies intestinales plus ou moins copieuses, susceptibles même d'entraîner promptement la mort des malades. Augmentation du météorisme, douleurs abdominales sensiblement moins vives par suite de l'obtusion des facultés intellectuelles, mais perçues par les malades moins profondément plongés dans la stupeur. Odeur fétide de l'haleine du malade et de toute la surface cutanée. Dans quelques cas, la mort survient pendant la durée de la première période, du huitième au quatorzième jour; mais dans beaucoup de cas, la gravité des symptômes est moindre; la maladie suit une marche beaucoup plus simple, sans phénomènes alarmans, mais en conservant ses phénomènes propres.

Dans la troisième période, les phénomènes varient selon la marche que la maladie suit vers la convalescence, ou vers une terminaison funeste. Dans le premier cas, les symptômes les plus graves perdent de leur intensité. Le malade répond plus facilement, plus promptement aux questions qu'on lui adresse; ses yeux se dirigent vers la personne qui lui parle; il fait attention à ce qui se passe autour de lui; il s'intéresse évidemment à ce qui le concerne, alors même qu'il ne peut encore former que des sons confus ou proférer des paroles inintelligibles; le coma fait place à un sommeil paisible, au sortir duquel le malade recouvre une partie de son intelligence; les mouvemens sont moins difficiles; la gêne de la respiration est diminuée, ainsi que la faiblesse; la bouche, la langue s'humectent; le météorisme diminue; les matières prennent plus de consistance, sont moins fétides; le malade commence à être averti du moment où les selles s'effectuent; la respiration est moins pénible, le pouls moins fréquent, moins mou, plus résistant; la peau moins sèche, quelquefois, légère sueur, ou même sueur abondante. Meilleur aspect des plaies; il n'est pas rare de voir se former des abcès dans diverses régions qui n'ont été soumises à aucune violence. Après quelques jours, la figure offre un amaigrissement notable; les traits, mieux dessinés, expriment avec plus de netteté les diverses émotions que le malade peut éprouver.

Dans le cas où la terminaison doit être funeste par les progrès de la maladie, la stupeur augmente, l'altération des traits se prononce davantage, la bouche continue à se dessécher, ou n'est humectée que par un mucus grisâtre, collant, qui offre des stries sanieuses; elle exhale une odeur fétide. D'autres fois, l'enduit est noir ou opaque. La respiration est plus ou moins gênée, stertoreuse; le pouls, déjà très-faible, le devient encore davantage; la chaleur diminue, la peau est sèche ou couverte d'une sueur froide et visqueuse; amaigrissement croissant, yeux caves, immobilité des traits, etc.

Quant aux lésions que l'ouverture des cadavres a fait reconnaître à M. Chomel, dans trente-six cas, dont nous avons relevé les détails, nous trouvons que trente-six fois on a rencontré l'affection des follicules isolés ou des plaques elliptiques de l'intestin grêle, depuis la simple tuméfaction de ces organes, l'ulcération de la membrane muqueuse, le ramollissement, la suppuration de la couche de matière jaunâtre et homogène, qui occasione le relief des plaques elles-mêmes ou la saillie des follicules, jusqu'à la mise à nu et la destruction même des tuniques sous-jacentes et du péritoine lui-même; trente-cinq fois la turgescence inflammatoire, le ramollissement, la suppuration, ou au moins la coloration morbide des ganglions lymphatiques du mésentère; dix-neuf fois l'augmentation de volume de la rate, et le ramollissement quelquefois pultacé de cet organe; deux fois le foie plus volumineux et plus mou que dans l'état normal; quatre fois la vésicule contenant un fluide biliaire aqueux ou notablement altéré; enfin les ventricules cérébraux, ou la cavité même de l'arachnoïde, à la base du crâne, remplis d'une quantité variable de sérosité; huit fois la pulpe nerveuse encéphalique, soit notablement piquetée de sang, soit ramollie; dix fois le parenchyme pulmonaire en tout ou en partie engoué de sang, comme splénisé, ramolli; huit fois le cœur plus pâle ou ramolli; enfin treize fois le sang noir et liquide dans le cœur et les principaux troncs veineux et artériels. (*Leçons de clinique*, p. 3 et suiv.)

Mais la maladie conserve-t-elle toujours la même physionomie quand on l'observe dans des lieux différens, soit de l'Europe, soit au moins de la France?

1° Nous trouvons dans la collection des *Observations de médecine pratique* de Weikard (1798), la relation de quelques cas d'une épidémie grave, qui régna alors, en tout semblable à celle dont sont souvent affectés les jeunes médecins qui suivent la clinique médicale des hôpitaux de Vienne, et que J. Frank a publiée sous le nom de *fièvre nerveuse*, la considérant d'ailleurs comme une *fièvre d'hôpital de caractère contagieux*. Or, nous voyons dans cette description de la maladie que les jeunes médecins allemands contractaient, en fréquentant les malades atteints eux-mêmes de la *fièvre d'hôpital*, la série de symptômes que voici : « Céphalalgie, vertiges, frissons, chaleur violente, perte d'appétit, faiblesse musculaire très-prononcée, pouls fréquent et faible, hémorrhagies nasales. Vers le 7e jour, éruption de taches lenticulaires rosées; ventre météorisé, déjections alvines involontaires; délire, tremblement des mains; langue et dents recouvertes d'une croûte noire; affaiblissement croissant, face cadavéreuse et mort; ou bien, quand la terminaison était heureuse, on voyait la céphalalgie diminuer, la langue se nettoyer, le pouls devenir moins fréquent, la peau se couvrir d'une sueur douce, etc. »

Voilà, à n'en pas douter, un tableau, sans doute incomplet, mais ressemblant de la *fièvre typhoïde*, telle que l'ont observée dans les hôpitaux de Paris MM. Petit, Louis et Chomel; telle que, chaque année, nous la voyons se développer dans des circonstances semblables à celles qui, à Vienne, président à sa manifestation, c'est-à-dire le séjour récent dans une grande ville, la fréquentation des malades atteints de fièvres graves, principalement dans les hôpitaux.

2° M. Hennequin, médecin des épidémies, observe, en 1822, dans quelques communes du département des Ardennes, une épidémie de *fièvres graves*, qu'il appelle *mucoso* et *gastro-adynamiques*, et que les *Leçons de clinique* de M. Chomel nous ont appris à considérer comme autant de *fièvres typhoïdes*. Eh bien! quelle est la symptômatologie de ces fièvres épidémiques? Pour symptômes précurseurs, céphalalgie gravative, douleurs au dos, dans les membres, lassitude générale, perte d'appétit; le plus souvent diarrhée. Après quelques jours, ordinairement le soir ou la nuit, frisson suivi de fièvre; augmentation de la céphalalgie; éblouissemens, vertiges, confusion dans les idées; obtusion des sens, somnolence, sommeil agité par des rêves....; nausées; vomituritions, diarrhée muqueuse et fétide, ballonnement du ventre, éruption rosée; et, quand l'apparence adynamique existait, prostration extrême des forces, affaiblissement complet, yeux ternes, langue noire, aride, sillonnée dans le milieu; dents sèches, luisantes ou encroûtées d'un enduit fuligineux; pouls fréquent, petit, faible; délire ou rêvasserie continuelle; déjections alvines involontaires, liquides, brunâtres, très-fétides; gangrène à la région du sacrum. Mais si la complication ataxique, au dire de l'observateur, avait lieu, on avait à signaler la stupeur, la surdité, le délire taciturne, les anxiétés, les cris, le tremblement de tous les membres, la carphologie, la langue desséchée et tremblante, que les malades oubliaient de retirer quand ils l'avaient une fois sortie de la bouche ; le pouls petit, serré, fréquent, irrégulier. (*Rec. périod.*, t. 84, p. 332 et 352.)

L'influence de la doctrine de Pinel, quant aux complications multiples des diverses espèces de fièvres les unes avec les autres, est évidente dans le travail de M. Hennequin ; mais cet observateur exact n'en a pas moins tracé un tableau fidèle de l'épidémie de *fièvre typhoïde*, qu'il a eue à traiter, et, dans ce cas encore, nous trouvons la plus parfaite ressemblance avec la description de la même maladie donnée par les médecins des hôpitaux de Paris et de Vienne.

La conclusion de ce long paragraphe, si nous ne nous trompons, doit être que, sous le rapport de la symptomatologie, le *typhus* et la *fièvre typhoïde* présentent, non pas seulement de l'analogie, mais la plus parfaite ressemblance. Entrons cependant plus avant dans la question.

CHAPITRE III. *Intensité respective des deux maladies.*

Le *typhus* passe, généralement, pour être plus intense et s'accompagner de plus de dangers que ne le fait la *fièvre typhoïde*. Mais quand il en serait toujours ainsi, il n'y aurait pas pour cela, à admettre une différence essentielle entre les deux maladies, au lieu de n'y voir, en réalité, que des degrés d'une même affection, comme cela a lieu pour la variole confluente et la variole discrète. Mais nous n'hésitons pas à établir qu'il n'en est pas ainsi. L'observation clinique démontre que, même dans les cas où il règne épidémiquement, le *typhus* offre souvent peu de gravité, tandis que, même dans les cas où elle existe sporadiquement, la *fièvre typhoïde* présente souvent une effrayante intensité.

Sans doute, les termes de la comparaison ne sauraient être, d'une part, le *typhus siderans* de Torgau, de Mayence, de Sarragosse, qui arrivait en peu d'heures au plus haut degré d'intensité, et présentait les symptômes du plus fâcheux caractère, céphalalgie violente, perte subite de la sensibilité, stupeur excessive, décomposition prompte des traits de la face, pouls devenant rapidement faible et misérable, pétéchies adynamiques, déjections putrides, froid, gangrène même des extrémités, mort après quelques heures, un ou deux jours au plus; et de l'autre, quelques cas de *fièvre typhoïde* légère, évidemment sans danger pour les malades, caractérisée par un peu de céphalalgie, un sommeil moins bon, quelque peu de stupeur, des taches rosées en petit nombre, un léger dévoiement bilieux et une convalescence assurée, quoique toujours un peu longue.

En outre, il faut observer : 1° Que ces cas de *typhus siderans* sont des cas exceptionnels, même dans le cours d'une épidémie meurtrière, et dépendent toujours, dans leur production surtout multiple, d'une réunion de circonstances graves, comme les fatigues excessives, les peines de l'âme les plus violentes, la mauvaise nourriture, l'encombrement des sujets sains et surtout malades porté à l'excès; 2° que quelquefois on voit des cas de *fièvres typhoïdes*, que l'on pourrait appeler aussi foudroyantes, par la rapidité de leur marche et la promptitude avec laquelle la maladie parvient à son summum d'intensité, et amène une terminaison funeste; comme dans le cas rapporté par M. Chomel (*Leçons de clinique*, *p.* 296); 3° enfin, que la *fièvre typhoïde*, comparativement étudiée chez un grand nombre de sujets, présente, comme le *typhus* lui-même, une série de degrés d'intensité, depuis l'affection la plus prononcée, qui met en grand danger l'existence et souvent devient promptement mortelle, jusqu'à celle qui est si légère, qu'elle ne saurait généralement inspirer aucune inquiétude positive et présente. Citons des faits empruntés aux historiens des deux maladies.

1°. Les observations de MM. Gras, Castel et Marquis, insérées textuellement dans le précédent paragraphe, présentent des exemples de *typhus* grave, quoique non suivi de la mort des sujets.

Pinel rapporte dans sa *Médecine clinique* (*p.* 129, *édit. de* 1817), le cas suivant d'un *typhus avec fièvre adynami-*

que, observé par lui à la Salpétrière, lors de l'épidémie de 1814.

Un jeune militaire, d'une forte constitution, ayant éprouvé toutes les vicissitudes et les fatigues de la guerre, arrive de l'armée le 5 janvier. Pendant six jours, accablement et alternatives d'un état d'assoupissement et de délire taciturne. Le 6e jour, langue noire, bouche sèche, soif intense, diarrhée abondante, yeux rouges et larmoyans, face pâle, alternatives d'assoupissement et de délire, éruption peu colorée sur la poitrine. 7e jour, aggravation de tous les symptômes, aspect blafard des plaies des vésicatoires appliqués la veille. 8e jour, yeux plus rouges et comme injectés, joues colorées, stupeur comateuse. 9e jour, un peu d'amendement. 10e jour, augmentation des symptômes; cependant le malade répond juste aux questions qu'on lui adresse; délire peu intense pendant la nuit. 11e jour, variation extrême et fréquente des symptômes; passage rapide d'un état à un autre, pâleur de la face succédant à la rougeur et réciproquement; pouls concentré, puis développé; menaces répétées de congestion vers le cerveau. 12e et 13e jours, symptômes les plus funestes; lèvres fuligineuses, répugnance pour les boissons, selles involontaires, affaiblissement extrême, carphologie, nuit très-agitée; par intervalles, suspension, pendant quelques minutes, de la respiration et des battemens des artères; les boissons semblent tomber à travers l'œsophage par leur propre poids, légère épistaxis, une selle liquide. 14e jour, vers le soir, sueur abondante, qui devient générale, la nuit suivante, quelques syncopes. 15e jour, assoupissement sans stupeur, le malade commence à connaître son état, nuit calme, un peu de sommeil; les jours suivans, la langue et les dents se nettoient, les traits du visage reprennent leur nature; bientôt, convalescence confirmée. » Il manque beaucoup à ce tableau des symptômes d'un cas de *typhus;* l'état du ventre n'est pas indiqué. Cependant assez de symptômes sont retracés pour qu'on ne puisse méconnaître la maladie. C'est bien là un cas de *typhus* et de *typhus grave*.

En voici un autre exemple, que le même professeur nous présente sous le titre également de *typhus avec fièvre adynamique*. (*Méd.*, *p.* 131.)

Une infirmière, âgée de 23 ans, s'était livrée aux plus pénibles fonctions auprès des militaires malades. Après huit jours de prodromes mal indiqués, elle éprouva, du 8ᵉ au 18ᵉ jour, les symptômes dont voici le tableau. Céphalalgie très-incommode, éblouissemens, tintemens d'oreilles, douleurs dans les membres et bientôt éruption, improprement dite pétéchiale, sur toute la surface du corps; obtusion des sens, teinte jaunâtre de la figure, expression de stupeur, langue brunâtre et sèche, soif inextinguible... Douleur du ventre, selles assez naturelles, respiration fréquente, gênée, voix halitueuse, pouls petit, fréquent, misérable; pendant la nuit, délire, stupeur, altération des traits de la face, coloration terreuse, yeux ternes et demi-fermés, ouïe dure, lèvres sèches et noires, bouche entr'ouverte, insomnie, prostration des forces, décubitus sur le dos...; enfin, vers le 18ᵉ jour, la langue se nettoie, la soif diminue, le ventre devient moins douloureux... La face commence à s'épanouir, les yeux se rouvrent, la surdité diminue, la stupeur et le délire disparaissent... On aperçoit qu'une escharre a lieu au sacrun; convalescence longue et pénible.

Mais tous les cas ne se montrent pas à Pinel avec le même degré de gravité, témoin cet exemple de ce qu'il appelle un *typhus simple*. (*Méd.*, *p.* 127.) Chez une petite fille de onze ans, qui a contracté le *typhus* auprès de sa mère, atteinte de cette maladie au plus haut degré; malaise, maux de tête, appétit diminué pendant plusieurs jours; au 5ᵉ jour, éruption de petites taches rouges sur le corps, air de stupeur et d'abattement, somnolence, figure un peu rouge, yeux larmoyans, céphalalgie très-forte, douleurs vives dans les membres, pouls développé et fréquent, langue jaunâtre, bouche amère, abdomen douloureux, un peu météorisé; 6ᵉ jour, légère aberration dans les idées, ouïe dure, embarras dans la parole, mais langue plus humide; 8ᵉ jour, légers mouvemens convulsifs dans les muscles de la face, pouls devenant mou, figure pâle, langue tendant à brunir et à se sécher, somnolence; 9e jour, délire pendant la nuit et toute la journée, à la suite d'un fort paroxysme; 11e jour, un peu de délire, pouls régulier; 12e jour, assez calme, peu d'assoupissement; 13e jour, encore un peu d'abattement, pouls calme, régulier, mais manifestation des symptômes de l'embarras gastrique; 14e jour, de temps en temps, regard encore étonné, légers mouvemens convulsifs des yeux... Un vomitif paraît produire un grand soulagement, convalescence prompte. »

Quelle immense différence, sous le rapport de l'intensité de la maladie, entre ce dernier cas et celui qu'a publié M. Gras! Cependant, qui pourrait penser qu'il y a là autre chose que du plus ou du moins, et qu'il ne s'agit pas, dans les deux cas, d'une même affection? A moins de dire que le *typhus* des armées, apporté en 1814, à la Salpétrière, par les convois de soldats français malades, n'était pas le même que celui qui, en 1806, ravageait les hôpitaux militaires en Allemagne, il faudra bien convenir que le médecin français à Vienne, et la petite fille à la Salpétrière, ont été également atteints du *typhus*. La seule différence, entre les deux cas, consistera dans l'intensité, la gravité de la maladie chez le jeune médecin, et le dégré léger, le peu de gravité de celle de la petite fille.

Ainsi, il est hors de doute que le *typhus des camps*, des *hôpitaux*, n'a pas toujours le même degré d'intensité, la même gravité dans les symptômes qui le caractérisent, et l'altération qui existe dans l'organisme, sans pour cela être différent de lui-même; seulement il présente plusieurs degrés. Pringle avait déjà fait la remarque qu'au milieu des ravages de l'épidémie, la maladie existait à un faible degré dans un certain nombre de cas, qui passaient inaperçus dans les hôpitaux encombrés, et avaient pour seuls signes diagnostiques la blancheur de la langue, le manque d'appétit, la grande faiblesse, la lenteur de la marche d'une affection qui aurait semblé susceptible d'une prompte guérison. (*Malad. des arm.*, p. 264.)

2°. Mais, d'un autre côté, la *fièvre typhoïde* elle-même ne présente pas toujours le même degré d'intensité, une égale gravité. Si, quelquefois, si, souvent même, on l'observe aussi légère, à un degré aussi faible que dans ce cas que nous empruntons aux *Leçons de clinique* (*p.* 410) : malaise général, céphalalgie, fièvre, douleurs à l'abdomen, affaiblissement notable; au 9e jour, prostration lég re avec un peu de dyspnée, langue collante, abdomen un peu sonore, deux selles liquides, peau chaude et sèche, soif vive, pouls plein et fréquent; pendant plusieurs jours, persistance de cet état peu prononcé de maladie; au 18e jour, prostration plus considérable, certain degré de stupeur dans l'expression des traits, légère épistaxis, langue sèche, abdomen météorisé, présentant quelques taches typhoïdes et un peu de sensibilité à la pression avec gargouillement dans la région iliaque, selles liquides; 19e jour, stupeur plus prononcée, commencement d'un dépôt fuligineux sur le bord des lèvres et sur les dents; nombre augmenté des taches rosées; après deux jours de persistance dans le même état, le 22e jour, la stupeur disparaît presque complétement; l'abdomen est encore météorisé, mais il n'y a plus de selles; le pouls perd de sa fréquence, la malade cause et se remue librement. L'amélioration fait des progrès rapides; convalescence parfaite au 39e jour; » plus ordinairement la maladie présente beaucoup plus d'intensité, et nous pourrions citer d'après nos observateurs, un grand nombre de cas où elle offrait la plus grande gravité, comme dans celui-ci que nous fournit le travail si riche de faits de Dance. (*Mém. sur le traitement des fièvres graves. Archives génér. de médec., t.* 24, *p.* 14.)

« Un homme de 29 ans, grand, brun, malade depuis cinq jours : fièvre; air assuré dans les réponses, mais légère expression d'égarement dans la figure, langue humide, fortement bordée de rouge; pouls fréquent, développé. Au 10e jour, soubresauts des tendons, langue tremblante, réponses lentes et comme indécises. Au 12e jour, soubresauts plus forts dans les tendons, expression prononcée d'étonnement de la face; cent vingt pulsations. Du 15e au 16e, selles liquides, abondantes, altération profonde de la face, yeux caves, continuation des soubresauts des tendons et de la diarrhée; ecchymoses noires sur le sacrum, vergetures brunes sur l'épaule droite, taches pétéchiales sur les cuisses. Plus tard, hallucinations, bourdonnemens dans les oreilles... Escharres profondes au sacrum, sur les trochanters; gonflement de la parotide droite, etc. » Voilà, assurément, un cas où les symptômes ont présenté une bien grande intensité; il y a eu même des phénomènes du plus fâcheux augure, tels que les parotides, les gangrènes, les ecchymoses, qu'on ne rencontre même qu'exceptionnellement dans quelques cas d'épidémies de *typhus nosocomial* ou *carcéraire*, de *fièvre du plus mauvais caractère*.

Enfin, rappelons-nous que la *fièvre typhoïde* offre quelquefois des cas où l'épithète *siderans* serait parfaitement applicable, soit, comme dans celui déjà cité d'un homme que M. Chomel (*Leçons*, *p.* 296) a vu foudroyé, pour ainsi dire, par cette affection, marchant avec une effrayante rapidité, et amenant une si prompte décomposition du cadavre; soit, plus ordinairement chez des sujets tels que celui dont nous lisons l'histoire dans le même ouvrage (p. 90). « Frissons, nausées, vomissemens, inappétence, soif vive, céphalalgie, épistaxis, dévoiement. Au 8e jour, prostration sans stupeur, lèvres rouges et sèches, langue rouge, sèche, légèrement recouverte d'un enduit muqueux, selles liquides, chaleur sèche à la peau, abdomen légèrement météorisé; taches lenticulaires. Au 9e jour, chaleur âcre de la peau, sommeil agité et pénible, traits du visage altérés, langue sèche, pouls fréquent. 10e jour, stupeur et prostration plus prononcées encore, épistaxis, six selles liquides, pouls intermittent, langue sèche et gercée, insomnie, convulsions générales instantanées, mort. »

Chapitre IV. *Formes diverses des deux maladies.*

I. *Formes du typhus.* — *a.* Le *typhus* affecte, le plus ordinairement, la *forme adynamique*, soit qu'il la présente dès le début, ou qu'elle se manifeste à la suite d'une série de symptômes paraissant d'abord appartenir à une fièvre inflammatoire, bilieuse ou muqueuse, soit qu'il la conserve à peu près exclusivement pendant toute la durée de la maladie, ou qu'à une époque plus ou moins voisine du début, il vienne s'y joindre des symptômes nerveux, ataxiques.

La *forme adynamique*, à ses divers degrés d'intensité, caractérise généralement le *typhus des armées*, *des prisons*, *des villes assiégées*, dans les cas si nombreux où s'est trouvée agir une série de causes prédisposantes propres à épuiser les forces de l'organisme vivant, à modifier asthéniquement la constitution, à compromettre même immédiatement l'existence par l'absence presque complète de toutes les conditions nécessaires à l'entretien de la vie, comme l'encombrement des individus même sains, mais surtout malades, porté si loin que l'air et l'espace sont presque insuffisans; la misère profonde, la mauvaise nourriture, le chagrin, le sombre désespoir, les fatigues excessives, etc., et aussi la fréquentation immédiate des sujets atteints eux-mêmes du *typhus*, surtout dans le foyer même de la maladie. Aussi voit-on, dans ces circonstances déplorables, le *typhus adynamique* présenter les symptômes des fièvres du plus mauvais caractère, de celles que les anciens observateurs désignaient sous le nom si bien approprié de *putrides malignes*, de *pestilentielles*.

C'est ainsi qu'à Nantes, en l'an III, et à Kœnigsberg, en 1807, Moreau et Maximin Chardel ont vu le *typhus carcéraire* et le *typhus d'hôpital* présenter les formes les plus caractéristiques de la *fièvre adynamique*, avec des engorgemens des glandes ou du tissu cellulaire. C'est encore ainsi que, dans les malheureuses villes de Sarragosse, Torgau, Mayence, la forme adynamique a prédominé quelquefois même avec le caractère de *typhus siderans*; que la *fièvre adynamique* la mieux caractérisée a également été signalée à Vienne par M. Roux, à Augsbourg par MM. Rampont et Brassier, en Prusse par Hufeland, quoique ce savant médecin ait employé pour la désigner la dénomination de *fièvre nerveuse*; à Dantzick par M. Tort, à Bramberg par M. Bourges, à Walcheren par M. Trésat, à Beaune, sur les prisonniers de guerre et les sujets épuisés par de longues privations, par M. Bard, dans le département de la Meurthe par M. Thouvenel, à Auxerre par M. Boulangier, à Tonnerre par M. Marquis; mais surtout sur les malades provenant des *prison-ships* de Plymouth par M. Bouchet. (*Voir* les détails précédemment.)

Cette forme est même tellement ordinaire, que c'est sous le nom de *fièvre adynamique*, *gastro-adynamique*, *adynamico-ataxique*, que les médecins français employés aux armées ont désigné généralement toutes ces redoutables épidémies de *typhus*, qui exerçaient sous leurs yeux tant de ravages; et l'extension du fléau dans nos provinces fit adopter la même dénomination par les médecins civils appelés à la combattre.

b. La *forme ataxique*, celle de la *fièvre nerveuse versatile* de Frank, soit permanente pendant tout le cours de la maladie, soit existant principalement dans la première période, a été observée à Sarragosse par M. Réveillé-Parise chez les sujets jeunes, pleins d'une grande énergie vitale, les officiers, les chirurgiens, les habitans aisés de cette malheureuse ville; dans le département de la Meurthe par M. Thouvenel, à Beaune par M. Bard, dans une des trois variétés sous lesquelles la maladie, importée par les prisonniers espagnols, s'est montrée à ce médecin éclairé et attentif, à Périgueux par M. Pontard, qui l'a appelée *fièvre nerveuse maligne sui generis*, à la Salpétrière par Pinel, qui en a publié plusieurs observations sous le titre de *typhus avec fièvre ataxique*, pléonasme bien surprenant de la part d'un médecin pour lequel le *typhus*, d'abord regardé par lui comme faisant partie de l'ordre des *fièvres adynamiques*, n'est plus devenu en 1814 qu'un nouveau genre dans l'ordre des *fièvres ataxiques ;* de sorte que dire *typhus avec fièvre ataxique*, équivaut à dire *fièvre ataxique avec fièvre ataxique !* Plus ordinairement il y avait mélange ou succession alternative des symptômes adynamiques et ataxiques. Ainsi, Gilbert, à Thorn, nous parle d'accidens adynamico-ataxiques et ataxo-adynamiques ; et M. Comte, à Grenoble, signale une *fièvre typhode nerveuse adynamique*. Disons, à ce sujet, qu'il était constant pour les médecins militaires français imbus de la doctrine pyrétologique de la Nosographie philosophique, que la fièvre ataxique finissait toujours par devenir adynamique, et que la fièvre adynamique se compliquait, dans le cours de sa durée, de fièvre ataxique.

c. La forme de *fièvre lente nerveuse* s'est présentée dans les épidémies de *typhus*, et cette épithète, empruntée à Huxham, est convenable, comme l'observe M. Chomel, « non pas que la maladie suive alors une marche chronique ; mais bien parce que le nom de *fièvre lente nerveuse* exprime l'apparence de lenteur et la fausse bénignité de la maladie. » Jeunesse, extrêmes fatigues, privations de tous genres, chagrins, nostalgie, séjour dans des prisons humides, telles sont les conditions sous l'influence desquelles le *typhus* de Gaëte a revêtu la forme de *fièvre lente nerveuse*, si bien décrite par M. Ducastaing. A Mayence, à Torgau, MM. Ardy, Laurent, Gilles de Latourrette, imposaient le même nom à l'une des variétés de la maladie épidémique qu'ils ont observée.

d. A Thorn, Gilbert a vu la maladie débuter par la *forme de fièvre gastrique simple*, de *fièvre gastrique catarrhale*, c'est-à-dire avec complication de phlogose bronchique, de *fièvre bilieuse gastrique* dans la saison chaude, et de *fièvre gastrique muqueuse* dans la saison froide, et ne revêtir que dans une période plus avancée la forme adynamique ou ataxo-adynamique. A Metz, où M. le professeur Fouquier est allé en 1813 constater l'existence du *typhus*, M. Boileau (*thèse* n° 27, 1814) voit l'épidémie régnante se manifester sous la forme de la fièvre bilieuse ou gastrique, à tel point que cet observateur calque la description qu'il en donne sur celle que Tissot a tracée de l'épidémie de Lausanne.

e. A Renosa, en Espagne, M. Dechezelles (*thèse* n° 75, 1815), appelé à donner ses soins à de jeunes soldats fatigués, mal nourris, observe chez eux l'épidémie sous la forme classique de la *fièvre muqueuse* ou *adéno-méningée*, et il puise les traits principaux de la description qu'il en donne, soit dans celle de la fièvre adéno-méningée de Pinel, soit dans la relation de la fièvre muqueuse de Naples donnée par Sarcone.

f. Mais la *forme inflammatoire*, au moins au début, est aussi celle que présente quelquefois le *typhus*, et nous avons vu qu'à Beaune, au dire de M. Bard, dans cette épidémie d'un caractère essentiellement putride, adynamique, que les prisonniers espagnols avaient apportée avec eux, les sujets adultes, vigoureux, athlétiques, les femmes dans l'imminence de la menstruation, présentaient un pouls plein, fort, mais qu'un tact exercé faisait reconnaître pour dépressible, la face rouge, les yeux injectés et brillans, la céphalalgie violente, une douleur cervicale, la langue presque naturelle, etc.

g. Enfin, dans le cours d'une même épidémie, le *typhus* est susceptible de se manifester sous la forme de plusieurs des *fièvres continues*, diversement nommées par les classiques. C'est ainsi que M. Coche (*thèse* n° 108, 1815) voit en 1813, parmi les troupes de la garnison de Hambourg, et sous l'influence des affections tristes de l'âme, des fatigues, surtout de l'accumulation des soldats, et principalement des malades dans des lieux trop resserrés, se déclarer une épidémie qui fait les plus grands ravages, et dont il signale trois formes principales : 1° celle de la *fièvre gastrique ou bilieuse*, dans laquelle le traitement classique par les évacuans obtient, dans les cas légers, des résultats favorables, mais qui précède le plus ordinairement 2° la *forme adynamique* et *gastro-adynamique*; 3° souvent la *forme ataxique* et *ataxo-adynamique*, c'est-à-dire que l'observateur fait usage de dénominations différentes, selon que les symptômes d'une affection toujours la même offrent quelque rapport avec les tableaux systématiquement tracés par les pyrétologistes.

Que conclure de tout cela? Que la constitution propre des sujets, la prédominance des appareils organiques de l'hématose, de ceux de la sécrétion de la bile, de l'innervation, le régime alimentaire précédemment suivi, l'état hygrométrique et thermométrique de l'atmosphère, l'humidité ou la sécheresse des habitations, les conditions hygiéniques plus ou moins favorables, ou, au contraire, tout-à-fait contraires, sont autant de circonstances qui, laissant à la maladie son caractère propre, lui impriment cependant une forme plus particulière, inflammatoire, bilieuse, muqueuse, adynamique surtout, et ataxo-adynamique; quelquefois même celle des fièvres du plus mauvais caractère.

C'est principalement la prédominance du système nerveux, l'état présent de sur-excitation, l'habitude surtout des actes fonctionnels de ce système, qui, dans toutes les épidémies de *typhus*, tendent à imprimer un caractère plus nerveux, plus ataxique, à la maladie, tandis que les conditions opposées favorisent la manifestation de la forme adynamique. L'observation de M. Réveillé-Parise, au sujet des individus nerveux, des officiers, des chirurgiens, qui, à Sarragosse, éprouvaient plus particulièrement l'épidémie sous la *forme ataxique*, a été reconnue vraie en cent occasions, et nous nous rappelons à ce sujet qu'il était habituel, parmi les médecins et chirurgiens militaires, de dire que les officiers, les employés supérieurs de l'armée, les chirurgiens, même les sous-officiers, avaient généralement une *fièvre ataxique*, tandis que les soldats, les agens subalternes, tous ceux dont le système nerveux moral et intellectuel était généralement moins développé, ou moins habituellement exercé, éprouvaient plus communément la *fièvre adynamique*.

II. *Formes de la fièvre typhoïde.* — Mais la *fièvre typhoïde*, de son côté, n'est pas moins susceptible de présenter diverses formes, que, selon M. Chomel, on observe, à de légères variétés près, assez identiques, et qui représentent toutes les fièvres continues des auteurs (*Leçons*, p. 340).

a. Généralement parlant, la *fièvre typhoïde* se manifeste le plus ordinairement sous la *forme adynamique*. Déjà le travail M. Petit nous montrait la *fièvre entéro-mésentérique* sous cette forme. Le plus grand nombre des cas observés ensuite par M. Chomel l'a également présentée, tellement que, sur quarante-deux cas où la mort a eu lieu, ce qui ne laisse aucun doute sur la nature de la maladie, vingt-six fois la forme adynamique a été observée. Nous rappellerons que M. Hennequin a vu une épidémie de *fièvre typhoïde*, que, d'après la forme qu'elle affectait plus communément, il a appelée *fièvre adynamique*. En l'an VIII, il a régné, dans quelques communes de l'arrondissement de Montmorency, une épidémie de fièvre typhoïde que M. Bazin (*thèse* nº 338, an X) a décrite sous le nom de *fièvre contagieuse adynamique*. Il serait fastidieux de rapporter, même par extrait, tous les cas où une épidémie de cette maladie a revêtu la forme adynamique dès le début, puisque, généralement parlant, il en est toujours ainsi.

b. Il n'est pas moins fréquent de voir la *fièvre typhoïde* présenter la *forme ataxique*, soit dès le début et pendant presque toute la durée de son cours, soit comme complication ordinaire de la forme adynamique, et M. Chomel observe à ce sujet que, sur quarante-huit cas de *fièvre typhoïde*, il a vu dix fois les symptômes ataxiques, soit isolés, soit combinés à ceux des autres variétés de forme que la maladie est susceptible de revêtir.

Comme pour le cas de *typhus* de forme ataxique, le caractère ataxique de la *fièvre typhoïde* se manifeste aux regards de l'observateur, soit par un trouble plus ou moins prononcé des fonctions de relation, tel que le délire sous toutes ses formes diverses, l'agitation, les spasmes, les soubresauts des tendons, l'altération ou le trouble des sens; soit par le désaccord, la confusion des actes fonctionnels qui dépendent plus immédiatement du système nerveux, comme les alternatives de froid et de chaleur, l'inégale répartition de la température du corps, le peu de rapport de l'état de la circulation avec la gravité même de l'affection existante.

Nous trouvons dans l'ouvrage de M. Chomel (p. 370) le fait suivant comme un exemple de la *forme ataxique* de la *fièvre typhoïde*. « Frissons succédant à la chaleur, douleurs vives dans les lombes, passant ensuite dans le dos, puis dans les cuisses; céphalalgie, coliques fortes, figure animée, pouls peu fréquent et peu développé; quelque chose d'insolite dans le regard et la manière de répondre; pendant la nuit, délire violent; le malade veut se jeter par la fenêtre; 7e jour, délire furieux, nouvelles tentatives pour sortir du lit, yeux fixes, largement ouverts, immobilité absolue, obstination à ne pas répondre aux questions qui sont faites; la peau semble privée de sensibilité, la pression de l'abdomen ne paraît pas occasioner de douleur, ou bien le malade semble s'obstiner à y paraître insensible; pouls peu fréquent et presque sans force; 8e jour, stupeur profonde; relâchement de tous les membres; peau insensible aux essais de pincement; langue rouge et humide; même état des yeux, pouls devenu très-fréquent, à 140; le soir, figure très-injectée, yeux saillans et très-brillans; sorte d'état cataleptique, qui permet au malade de prendre et de garder long-temps des positions gênantes; si l'on demande à voir sa langue, il la sort brusquement de la bouche, jette la tête en arrière et s'incurve avec force comme dans le tétanos; il garde cette position pendant plusieurs minutes; paroles décousues, inintelligibles, entrecoupées; mort dans la nuit. »

Il ne saurait s'élever aucun doute sur la nature typhoïde de cette courte maladie, à forme ataxique et spasmodique, quand, à la suite de l'observation, on lit que les plaques elliptiques de l'intestin iléon et les follicules isolés ont été trouvés dans un état de boursoufflement inflammatoire, et les ganglions lymphatiques du mésentère tuméfiés et rouges. Sans aucun doute, cette forme éminemment ataxique n'est pas toujours aussi tranchée; mais nous l'avons citée de préférence pour montrer combien la *fièvre typhoïde* la plus incontestable est susceptible de se masquer sous les apparences d'une affection spécialement nerveuse et ataxique, et parce que cela nous fournit l'occasion de rappeler que le *typhus nosocomial* présente quelquefois de semblables symptômes spasmodiques ataxiques, comme M. Comte l'a observé lors de l'épidémie de Grenoble en 1814; ce qui lui avait fait donner à cette forme du *typhus* le nom de *fièvre typhode nerveuse avec tétanos*.

c. L'observation présente chaque jour des exemples de la *forme lente nerveuse* que revêt la *fièvre typhoïde*. En voici un exemple tiré des *Leçons de clinique*. (P. 381.) « Subitement et sans cause appréciable, céphalalgie, douleur dans le cou et les membres, et fièvre avec forte chaleur. Au bout de quelques jours, diarrhée. Au 11e jour, décubitus en supination, impossibilité de s'asseoir et de se remuer; parole embarrassée, réponses lentes, mais justes; bouche sèche, langue collante et couverte d'une couche assez épaisse de mucus brunâtre, déglutition facile; ventre distendu par des gaz, sonore dans toute son étendue; pression douloureuse dans la fosse iliaque droite; taches lenticulaires rosées, selles liquides, chaleur sèche et âcre de la peau; toux rare, râle sibilant dans toute la poitrine, pouls à 96, d'un volume médiocre. Le 12e, selles involontaires pendant la nuit; insomnie, agitation. Le 17e, prostration plus prononcée, soubresauts des tendons; le 18e, délire calme; le 19e, matière des selles sanguinolente, soubresauts fréquens, s'étendant à tout le corps; céphalalgie; langue et lèvres couvertes d'une matière noire très-épaisse, pouls faible et comme vide; selles contenant toujours du sang. Mort le 21e jour.... A l'ouverture du cadavre, plaques nombreuses dans l'intestin grêle, les unes simplement tuméfiées, d'un aspect réticulé; les autres ulcérées, couvertes d'escharres; les ganglions mésentériques très-gros, rouges, ramollis, la rate volumineuse. »

d. La *forme inflammatoire*, qui est celle du début chez les sujets jeunes, sanguins, habitués aux hémorrhagies, chez les femmes dans l'imminence de la menstruation, et sous l'influence de certaines conditions générales, du froid en particulier, s'observe, non seulement chez des individus isolés, mais même épidémiquement. Pinel, qui n'avait pas saisi le véritable état des choses, demande s'il n'y avait pas complication de la fièvre adynamique, caractérisée par l'enduit fuligineux de la langue et des dents, le délire, le météorisme de l'abdomen, le pouls petit et devenant dépressible, etc., avec la fièvre angéioténique, dans l'épidémie de ce dernier caractère qui a été observée en 1802 à Mantes, par M. Navières. (*Thèse* n° 174, 1803.) Non, sans doute, il n'y avait pas complication de deux états pyrétiques aussi contraires que la fièvre adynamique et la fièvre inflammatoire, à les prendre selon les idées du célèbre nosographe; mais une même maladie présentait au début, sous l'influence de conditions données, la forme inflammatoire, pour revêtir plus tard ses caractères propres, ceux qui lui méritent le nom de *fièvre typhoïde*.

e. Qu'une maladie épidémique soit caractérisée au début par une violente céphalalgie sus-orbitaire, une tension douloureuse au creux de l'estomac, avec chaleur remarquable au toucher, et répandue sur tout le corps; par des nausées, des vomissemens de matière jaunâtre ou verdâtre, une grande soif, un état fébrile présentant une rémission de symptômes au commencement du jour, et une exacerbation prononcée vers le soir; qu'elle reste simple chez un certain nombre d'individus, mais que plus tard elle se complique avec l'état adynamique, comme il en a été dans une épidémie observée par M. Hennequin, dans quelques communes du département des Ardennes (*Recueil périod.* t. 81, p. 332); qui pourra s'empêcher de reconnaître ici que la *fièvre typhoïde* a, dans cette occasion, présenté la *forme bilieuse?* D'ailleurs, parmi les faits recueillis par M. Chomel, on lit deux exemples de cette forme particulière, soit que la maladie l'ait à peu près conservée pendant toute sa durée dans un des cas, les symptômes typhoïdes ayant été très-peu intenses et presque exclusivement réduits à l'éruption rosée sur l'abdomen (*Obs*. 29, p. 357), soit que les phénomènes adynamiques soient devenus très-prononcés dans l'autre cas, et que la mort du sujet ait permis de constater l'existence des ulcérations dans l'intestin grêle (*Obs*. 28, p. 356), ce qui ôte toute espèce de doute sur la nature de la maladie, et range incontestablement cette dernière parmi les cas de *fièvre typhoïde à forme bilieuse*.

Dans l'état actuel des connaissances anatomiques sur la *fièvre typhoïde*, tout porte, par voie d'induction, à ranger parmi les épidémies de cette affection présentant la forme bilieuse, la célèbre épidémie de Lausanne, où l'on peut aisément démêler les symptômes propres à la *fièvre typhoïde* elle-même, comme l'extrême prostration des forces, le météorisme de l'abdomen, les selles putrides, le délire, soit taciturne, soit bruyant, et avec loquacité. Si Tissot a omis d'ouvrir les intestins dans le seul cas où l'autopsie d'un cadavre a été pratiquée, ce qui prive de la preuve irréfragable qu'il y avait là une affection des plaques intestinales, au moins trouve-t-on la mention expresse de la tuméfaction inflammatoire des ganglions mésentériques. (*Dissert. de febr. bil.*, § *cadaver*, p. 48.) Or, sur 105 cas d'ouvertures de cadavres contenues dans les écrits de MM. Petit, Louis et Chomel, où il est parlé de l'affection de l'intestin grêle, 101 fois, les ganglions lymphatiques du mésentère sont indiqués comme plus ou moins augmentés de volume et enflammés; dès-lors, on sera conduit nécessairement à penser que l'affection de ces mêmes ganglions dans le cas rapporté par Tissot, indique incontestablement la coïncidence de l'altération propre à l'intestin; en d'autres termes, que la *fièvre bilieuse de Lausanne* était une *fièvre typhoïde à forme bilieuse*.

f. Une maladie épidémique présente pour symptômes précurseurs « des douleurs gravatives à la tête, au dos, dans les membres, une lassitude générale, le trouble des fonctions digestives, un sentiment de tension dans l'abdomen, des gargouillemens dans les intestins, des rapports d'œufs couvés, aigres, des nausées; l'haleine d'une odeur forte et désagréable, la langue couverte d'un enduit plus ou moins blanchâtre, l'abdomen pâteux, l'appétit diminué, quelquefois de la constipation, mais plus ordinairement de la diarrhée. » Au bout d'un temps plus ou moins long, elle se caractérise par les symptômes suivans : « Ordinairement le soir, ou pendant la nuit, frisson qui n'est pas accompagné de tremblement et qui se fait sentir d'abord aux pieds, alternant avec des bouffées de chaleur; forte céphalalgie frontale; éblouissemens, vertiges et même confusion dans les idées dès que les malades veulent se placer sur leur séant; obtusion des sens; abattement, assoupissement, sommeil interrompu, agité par des rêves; salive visqueuse, entretenant une saveur fade dans l'organe du goût, enduit de la langue plus épais; aversion pour les alimens, soif plus ou moins prononcée; fréquentes nausées quelquefois suivies de vomissemens, dont le produit ne présente que des matières glaireuses, fades, rarement des matières bilieuses; ventre gonflé, tendu, sensible au moindre contact, coliques, vents, rarement constipation, plus communément diarrhée muqueuse, etc. » Tel est le tableau que nous trace M. Hennequin d'une épidémie de *fièvre muqueuse*. (*Recueil périod.*, t. 82, p. 334.) Mais ce n'est là encore qu'une des formes de la *fièvre typhoïde*, ainsi que le démontrent l'exanthème rosé, et, dans quelques cas que l'auteur considère comme offrant la complication avec un état adynamique ou avec un état ataxique, la prostration extrême des forces, l'œil morne, la langue noire, aride, fendillée, tremblottante, que les malades oubliaient de rentrer dans la bouche, l'enduit fuligineux des dents, les déjections alvines involontaires, liquides, fétides; la tendance aux escharres sur le sacrum; ou bien, le délire taciturne ou bruyant, les cris, les tremblemens dans tous les membres, la carphologie, etc. Et si l'absence d'ouvertures de cadavres ne permet pas d'apporter la preuve incontestable du caractère typhoïde de cette maladie épidémique, voilà que, dans une autre épidémie bien plus connue de *fièvre mu-*

queuse, celle de Gœttingue, deux observateurs justement célèbres, Rœderer et Wagler, nous montrent avec les ganglions mésentériques tuméfiés, enflammés, ramollis, les follicules muqueux développés aussi, enflammés, ulcérés, couverts d'escharres, aussi bien décrites qu'on pourrait le faire dans l'état actuel de l'anatomie pathologique, et pour compléter le tableau des lésions dans cette *fièvre typhoïde à forme muqueuse*, la rate notablement augmentée de volume et ramollie, et la bile cystique aqueuse, décolorée. (*Tract. de morbo mucoso.*)

La conséquence des détails dans lesquels nous venons d'entrer, sera que le *typhus* et la *fièvre typhoïde* sont également susceptibles, selon la constitution, l'âge, la santé antécédente des sujets, les influences du régime, des saisons, de revêtir au début, et de garder pendant une partie de leur durée l'une des formes inflammatoire, bilieuse, muqueuse, lente nerveuse, auxquelles le plus souvent viennent se joindre, plus tôt ou plus tard, et à des degrés variés d'intensité, les symptômes constans dans les cas graves et surtout dans les cas mortels, du caractère proprement dit adynamique et ataxique; ce qui confirme cette observation déjà ancienne que les diverses fièvres continues se compliquaient souvent de fièvres putrides ou malignes, adynamiques ou ataxiques, ou bien se changeaient en ces dernières; autrement dit « ne sont que des variétés d'une même affection qui ont reçu diverses dénominations. »

Chapitre V. *Symptômes en particulier.*

Ce n'est pas seulement lorsque l'on considère en masse et d'une manière collective la symptomatologie comparative du *typhus* et de la *fivère typhoïde*, qu'on est frappé de la parfaite similitude des deux affections. Un examen approfondi de quelques uns des symptômes saillans de l'un et de l'autre, vient encore, s'il est possible, accroître la conviction à cet égard.

a. Prodromes. — Ainsi, si nous examinons les *symptômes*

précurseurs du *typhus* et de la *fièvre typhoïde*, nous trouvons : 1° Que tous les historiens des épidémies de *typhus*, que nous avons cités précédemment, s'accordent pour indiquer, comme symptômes précurseurs de cette maladie, les phénomènes suivans : Lassitudes spontanées, appétit nul, soif vive, sommeil non réparateur, inquiet, troublé par des rêves pénibles, douleurs vagues dans les membres, inaptitude à toute espèce d'exercice corporel ou intellectuel, pesanteur et quelquefois douleur de tête, vertiges, rêvasseries délirantes; ordinairement quelques douleurs vagues dans l'abdomen, diarrhée légère, précédant de quelques jours les symptômes caractéristiques; alternatives de frissons et de bouffées de chaleur.

2°. Que de leur côté, les médecins, dont les travaux nous ont servi de base pour établir la symptomatologie de la *fièvre typhoïde*, nous parlent également d'un sentiment de faiblesse, d'inappétence, de soif, de malaise général, de céphalalgie, de mouvemens de fièvre irréguliers, de douleurs dans l'abdomen, et, le plus souvent, d'un dévoiement plus ou moins fréquent.

Dans les deux cas, les malades se plaignent, le plus ordinairement, d'inquiétudes vagues, d'une impression de tristesse profonde, du sentiment de l'imminence d'une maladie grave.

b. Céphalalgie. — 1°. La céphalalgie est un phénomène constant du *typhus*. On la trouve mentionnée dans toutes les relations que nous avons rapportées. On se rappelle, à ce sujet, que la célèbre épidémie hongroise de 1566, présentait ce symptômes à un tel degré d'intensité, que, dans plusieurs écrits qui en traitent, cette maladie n'a pas reçu d'autre nom que celui de *Céphalalgie hongroise*. La céphalalgie était violente aussi dans le *typhus carcéraire* de Nantes, à Mayence, à Torgau, dans la variété dite *syderans*, en Prusse, à Thorn, où elle était même insupportable, et obligeait les malades à s'étreindre fortement la tête avec leurs deux mains, en Moravie, à Bramberg, à Sarragosse, à Saint-Sever, à Beaune. Elle était plus gravative à Gaëte, à Mayence, dans la forme adynamique, à Dantzick, à

Plymouth, à Walcheren, etc. En un mot, elle variait beaucoup, selon le plus ou moins d'intensité de la maladie, et surtout, selon l'irritabilité, la susceptibilité nerveuse des sujets affectés. Ceux de ces derniers qui présentaient la maladie sous la forme ataxique, ou bien qui éprouvaient des symptômes ataxiques, se plaignaient généralement d'une douleur de tête plus vive, surtout au début de la maladie.

2°. Le même phénomène est signalé constamment dans la *fièvre typhoïde*, et comme dans le *typhus*, avec une intensité variée; et si nous voulions analyser ici toutes les observations contenues dans les écrits de nos médecins, nous pourrions indiquer des cas où la céphalalgie a été aussi violente qu'on peut l'imaginer, d'autres où elle n'a présenté cette intensité que pendant de courts instans, faisant place bientôt à une sensation purement gravative; enfin, d'autres, où elle a constamment présenté ce dernier caractère. On comprend, du reste, que l'existence du délire ou la somnolence doivent faire varier l'indication que les historiens pouvaient faire de la céphalalgie en tant que symptôme existant, et ayant plus ou moins de violence, puisque, pour en faire mention, il est indispensable que les malades aient la conscience de leurs sensations.

c. Délire. 1°. Le délire est constant dans le *typhus*; mais il varie singulièrement quant aux formes sous lesquelles il se manifeste, et au degré d'intensité. Fréquemment, il y a simple typhomanie, somnolence habituelle, rêvasserie, marmottement; mais, soit pendant les paroxysmes du soir et de la nuit, soit par l'effet de l'irritation que produisent certains agens de médication, tels que les vésicatoires, les sinapismes; soit d'une manière durable, le délire est souvent bruyant, furieux, de la plus grande violence. Écoutons, à ce sujet, Pringle, parlant du *typhus* de Flandres : Quelquefois absence de délire, mais rêvasseries à voix basse et lente; quand le délire survenait, visage animé, yeux rouges, paroles précipitée; les malades voulaient sortir de leurs lits. »; M. Roux, à Vienne : « Délire rarement furieux, presque toujours tranquille, rêvasserie douce »; Hufeland, en Prusse : « Délire le plus ordinairement tranquille et concentré, quelquefois furieux »; MM. Rampont et Brassier, en Moravie : « Délire taciturne, ou avec agitation »; M. Ducastaing, à Gaëte : « Incohérence dans les idées et délire tranquille; quelquefois cependant furieux, et accompagné d'efforts pour sortir du lit »; M. Reveillé-Parise, à Sarragosse : « Même observation; le délire bruyant et les phénomènes d'ataxie étaient le partage des sujets doués d'une plus grande susceptibilité nerveuse »; M. Marquis, dans une observation particulière, recueillie à Tonnerre : « Délire violent »; M. Dupin, à Saint-Sever : « Délire le plus souvent tranquille et concentré, quelquefois furieux »; M. Thouvenel, en Lorraine : « Dans la forme essentiellement adynamique, somnolence et délire sourd; dans la forme ataxique, délire gai ou furieux. » En un mot, la forme et l'intensité du délire ont constamment varié, soit, dans les différentes épidémies, soit chez les différens sujets, et l'on peut dire, en général, que, si la forme somnolente, tranquille, avec rêvasseries, marmotement, la typhomanie, en un mot, a été la forme la plus ordinaire du délire dans le *typhus*; cependant, soit, pendant les paroxysmes, soit chez les sujets plus irritables, dont le système nerveux encéphalique était dans un état habituel ou actuel de sur-excitation, le délire s'est montré bruyant, violent, furieux même. Voyez, à ce sujet, cette observation recueillie par Pinel, sur un ecclésiastique (*Méd. cliniq., p.* 134) : « Délire continu; le malade veut se lever; délire avec agitation »; et cette autre observation qui avait pour sujet un jeune médecin, d'une grande susceptibilité nerveuse (p. 140) : « Agitation considérable, air égaré, yeux brillans; sans cesse en mouvement; loquacité, délire, exaspération au plus haut degré. » Reproduisons ici une remarque que nous avons déjà eu occasion de faire, savoir que la forme ataxique, c'est-à-dire le délire agité, loquace, bruyant, furieux, se retrouvait principalement chez les sujets plus nerveux, plus irritables, d'un moral plus exalté, ou du moins plus impressionnable. Cela nous rappelle deux excellens camarades, deux jeunes chirurgiens militaires, qui contractèrent, l'un et l'autre, le *typhus* dans les hôpitaux de l'armée d'Espagne, en 1809, et dont l'un, gros, lourd, épais au moral autant qu'au physique, peu impressionnable, sans énergie dans le caractère, fut, disions-nous alors, atteint d'une fièvre adynamique avec délire sourd, rêvasseries à voix basse, somnolence et aussi escharre au sacrum; tandis que l'autre, élancé, maigre, pétulent, à imagination ardente, d'une grande impressionnabilité morale et physique, plein de sentimens exaltés, éprouva, dans le même temps, une fièvre ataxique et un délire bruyant, loquace, avec chants, cris, agitation, mouvemens spasmodiques, variations fréquentes dans l'état du pouls, dans la production et la répartition de la chaleur, mais aussi avec une absence de toute espèce d'excoriation.

2°. Le délire n'est pas moins constant dans la *fièvre typhoïde*. On le retrouve mentionné dans toutes les observations bien recueillies. Mais la forme qu'il affecte n'offre rien de constant. Il résulte de la lecture des 105 observations contenues dans les écrits de MM. Petit, Louis et Chomel, que cinquante-cinq fois le caractère du délire est marqué avec assez de précision. Eh bien! trente-deux fois, nous trouvons qu'il est indiqué comme tranquille, sans agitation notable, taciturne et accompagné de stupeur, tel, en un mot, que se présente généralement la typhomanie dans le *typhus*; et vingt-trois fois, il est signalé comme loquace, bruyant, agité, violent, presque toujours alors accompagné d'essais ou d'efforts de la part des malades, pour sortir de leur lit. D'où il résulte évidemment, qu'une forme particulière de délire n'est point propre à la *fièvre typhoïde*, et une autre plus spécialement propre au *typhus* nosocomial. On trouve même, à tout instant, dans ces observations, que le délire tranquille, la rêvasserie douce du jour faisait place le soir et pendant la nuit, à un délire bruyant, agité, quelquefois même furieux; tandis que le délire de ce dernier caractère était presque toujours suivi, surtout quand la maladie devait avoir une terminaison funeste, de stupeur, de somnolence, de délire sourd.

d. Epistaxis. — 1°. Dans les relations d'épidémie de *typhus* que nous avons rassemblées, il n'est fait aucune mention de l'épistaxis parmi les symptômes précurseurs, omission très-concevable, quand on réfléchit à la surcharge du service des médecins militaires, qui leur permettait peu de remonter, dans leurs questions aux malades, fort au-delà de l'instant de l'invasion de la maladie. Mais les épistaxis qui se manifestaient pendant le cours de cette dernière, ont été signalées par un grand nombre de ces observateurs, comme étant survenues quelquefois dès le deuxième jour, plus ordinairement du 5e au 7e jour, rarement au 8e seulement. L'écoulement du sang, quelquefois réduit à quelques gouttes, rarement abondant, ne s'est jamais montré critique; bien loin de soulager les malades, il a paru augmenter la faiblesse, la prostration.

2°. Dans la *fièvre typhoïde*, le même épiphénomène est signalé comme arrivant quelquefois dès les premiers jours. M. Chomel l'a vu commencer à paraître généralement dans le cours du premier septenaire, mais susceptible de se montrer plus tard. M. Louis l'a observé du 4e au 15e, au 20e jour même, et semblant d'autant plus tardif que la maladie avait moins d'intensité, et suivait une marche plus lente. Comme le *typhus* se présente fréquemment avec un degré d'intensité supérieur à celui qu'offre la *fièvre typhoïde*, sans doute à cause des circonstances qui ont préalablement modifié la constitution des sujets, et qu'il suit peut-être une marche plus rapide; la remarque précise de M. Louis donnerait à comprendre pourquoi les médecins militaires, voyant aussi quelquefois l'épistaxis paraître dès les premiers jours du *typhus*, ne l'ont généralement pas vu se manifester au-delà du 8e au 9e jour. Mais cette légère différence, dont l'observation même de M. Louis nous donne la raison clinique, n'en apporte aucune essentielle entre le *typhus* et la *fièvre typhoïde*, et nous ne la relatons ici que pour plus de précision. D'ailleurs l'admission des malades dans les hôpitaux militaires, après quelques jours de durée de la maladie, a bien pu donner souvent lieu à quelques erreurs dans la supputation des jours.

e. Exanthème lenticulaire rosé. — 1°. Cet exanthème se montre constamment dans le cours du *typhus*. Si quelques uns de nos observateurs ne l'ont pas signalé, parce qu'il a échappé à leur attention, au milieu de la fatigue du service médical, nous dirons, pour les justifier d'une semblable omission, que cette même éruption, si constante aussi dans la *fièvre typhoïde*, n'a pas été mentionnée une seule fois dans les quarante et quelques cas de cette affection, recueillis cependant avec tant de soin dans le service de M. Petit; l'attention de cet habile observateur et celle de M. Serres, étaient dirigées sur un autre point, sur une autre série de phénomènes de la maladie. Une chose plus importante à remarquer ici, c'est que l'exanthème rosé du *typhus*, quelquefois borné à un petit nombre de taches clairsemées sur l'abdomen, existe cependant aussi, et alors en plus grande abondance, sur le devant de la poitrine, sur le dos, même sur les membres; que, de dix-sept observateurs, qui en font une mention expresse parmi les vingt-quatre dont nous avons transcrit les travaux, quatre l'ont signalé dès le 4e jour, deux dès le 5e, huit dans le cours du 6e au 7e, et généralement, tous en indiquent la manifestation entre le 7e et le 10e jour, c'est-à-dire que, de la fin du premier septenaire au milieu du second, il est d'observation que le *typhus* s'accompagne d'une éruption de taches lenticulaires rosées, le plus ordinairement élevées légèrement au dessus du niveau de la peau, éruption qui s'effectue en un ou plusieurs jours successivement, et qui, après une durée généralement courte, pâlit peu à peu, s'efface insensiblement, et est suivie d'un travail de desquamation de l'épiderme soulevé. Quelquefois, cette éruption s'est montrée si abondante, particulièrement dans le cours de certaines épidémies, qu'elle a servi à imposer à la maladie une dénomination spéciale. De là, le nom de *fièvre pétéchiale* que le *typhus* a reçu alors, et particulièrement dans l'épidémie de Gênes, qui a eu Rasori pour historien. Observons toutefois que l'expression *pétéchiale* employée dans cette occasion par le médecin italien, comme aussi par quelques-uns de nos observateurs, et en particulier par Pinel, qui aurait dû apporter plus de précision et une exactitude plus sévère dans le choix des termes dont il se servait, que cette expression, disons-nous, est impropre pour désigner l'exanthème rosé et proéminent du *typhus*, bien différent des véritables pétéchies, qu'on remarque quelquefois aussi dans cette maladie, et que les observateurs exacts ont bien su distinguer de l'exanthème proprement dit, leur imposant généralement le nom de *pétéchies adynamiques*. Quoi qu'il en soit, cet exanthème lenticulaire rosé est tellement constant dans le *typhus*, que beaucoup d'auteurs, et même la plupart de ceux dont nous avons rapporté les relations, ont appelé le *typhus* une *fièvre éruptive*, une *pyrexie exanthémateuse*, se fondant surtout sur ce que, dans un grand nombre de cas, l'éruption des taches rosées lenticulaires est suivie d'un amendement notable et spontané dans l'état des malades ; que l'anxiété, l'agitation cessent ou diminuent, ainsi que l'oppression, la gêne précordiale ; comme si l'organisme avait été sous l'influence d'un agent morbifique, qui dût faire éruption, comme cela se passe dans la variole, la rougeole, la scarlatine.

2°. Ce même exanthème s'observe également dans la *fièvre typhoïde*. M. Louis l'a rencontré, dans la moitié des cas, se manifestant du 6e au 9e jour de la maladie. M. Chomel l'a rarement observé avant le 6e jour ; plus communément, il l'a vu se manifester dans le cours du 2e septenaire, et même dans le 3e, ce qui le porterait à une époque plus reculée que dans le *typhus*. Il resterait à s'assurer si le calcul exact des jours était aussi facile pour les médecins militaires, auxquels on amenait généralement les malades à une époque déjà avancée de leur affection, et, qui souvent, ne pouvaient obtenir des renseignemens précis et exacts sur le jour de l'invasion. Toujours est-il que M. Louis a constamment trouvé l'exanthème existant au 7ᵉ ou 8ᵉ jour, chez les malades qu'il a eu sujet de regarder comme étant parvenus au 8ᵉ jour, quand on les lui amenait. Ainsi, quand il serait positivement démontré, qu'en général, l'exanthème lenticulaire est plus précoce dans le *typhus*, et qu'il est en retard de quelques jours dans la *fièvre typhoïde*, toujours serait-il incontestable qu'existant dans les deux affections, il s'observe quelquefois, et même dans la moitié des cas, aussitôt dans la *fièvre typhoïde*, que dans le *typhus*.

f. Pouls. — 1° Chez des sujets forts, vigoureux, bien constitués, quelques uns de nos observateurs ont trouvé, au début, le pouls plus ou moins plein, fort, résistant même; mais bientôt il a perdu de sa plénitude, de sa force; il a molli, faibli, soit qu'il devînt en même temps plus lent, soit qu'il acquît au contraire une fréquence souvent considérable, en même temps qu'il semblait se concentrer; mais toujours il est devenu dépressible à l'excès, puis inégal, irrégulier, même intermittent. Sur vingt-quatre auteurs dont nous avons textuellement rapporté les propres expressions, dix-huit font mention de l'état du pouls, et tous sans exception emploient ces mots : fréquent, faible, petit, facile à déprimer, pour rendre l'état qu'ils ont rencontré dans le pouls. A Nantes, où le *typhus* carcéraire, rendu plus violent par le concours d'action de tant de causes délétères, frappait un si grand nombre de victimes, Moreau trouvait, presque dès le début, le pouls irrégulier, sans réaction; à Sarragosse, M. Reveillé-Parise voyait presque toujours le pouls développé au commencement, mais baissant ensuite rapidement et devenant généralement petit, faible, quelquefois irrégulier : à Walcheren, à Dantzick, à Torgau, à Mayence, où le *typhus* exerçait de si grands ravages, dans la forme adynamique la plus prononcée, MM. Trésat, Tort, Gilles de Latourrette, Laurent et Ardy, le trouvaient quelquefois d'abord résistant, rarement développé, plutôt petit et fréquent, mais devenant bientôt mou, dépressible, presque insensible, irrégulier; dans la Meurthe, M. Thouvenel l'observait petit ou fort au début, mais promptement mou, ondulant, dépressible au plus haut degré, etc.

En un mot, l'uniformité la plus parfaite existe entre tous les observateurs. Quel que fût le caractère du pouls au début, d'après la constitution des sujets, la santé de ces derniers ou leur état de maladie, au moment du développement du *typhus*, les apparences de force, de plénitude, de résistance, ne se soutenaient point; bientôt la faiblesse, la mollesse, avec une fréquence des plus variables, et surtout l'extrême facilité à se laisser déprimer, se manifestaient même dans les cas qui plus tard devaient offrir l'exemple d'une favorable réaction; et ce caractère du pouls a été le même depuis le *typhus* observé par Pringle en 1745, depuis celui de l'an III, à Nantes, jusqu'à celui d'Alby, en 1823, dans lequel M. Delbosq a trouvé également le pouls quelquefois élevé et tendu, mais bientôt resserré, faible, tremblotant; uniformité dans les résultats de l'observation clinique qui permet de considérer ce caractère constant du pouls comme un des phénonomènes les plus distinctifs du *typhus*, affection pyrétique continue dans laquelle tous les observateurs s'accordent d'ailleurs à signaler, lorsque les paroxysmes du soir et de la nuit ont lieu, un retour passager et de bien courte durée, d'une plus grande force, d'une apparence de résistance de l'artère sous le doigt explorateur, mais disparaissant promptement pour laisser se reproduire à un plus haut degré le caractère particulier du pouls, la mollesse, le défaut de résistance, l'extrême dépressibilité, etc.

2° Il n'existe pas un accord moins parfait sur le caractère particulier du *pouls* dans la *fièvre typhoïde*. C'est ainsi que M. Petit l'a vu fréquent, faible, facile à déprimer; M. Louis, perdant bientôt la largeur qu'il avait eue quelquefois au début, et devenant petit, faible, irrégulier, concentré; M. Chomel, large et sans résistance, devenant tremblotant, irrégulier, intermittent, quelquefois à peine sensible; J. Frank, fréquent et faible, et M. Hennequin, petit et faible.

Ainsi, nous trouvons pour caractère commun aux deux affections, le défaut de force, de résistance réelle; une fausse apparence de consistance faisant promptement place à la faiblesse la moins contestable, à la mollesse, à la facilité à se laisser déprimer; d'où il résulte, contre l'assertion émise par quelques observateurs, que le caractère du pouls ne saurait fournir la matière d'aucune différence réelle entre le *typhus* et la *fièvre typhoïde*.

CHAPITRE VI. — *Anatomie pathologique*.

I. Du *typhus*. — Des observateurs isolés, indépendans les uns des autres, ont consigné dans des dissertations inaugurales à peu près inconnues les résultats de leurs propres recherches, sans doute trop souvent d'une manière incomplète, avec trop peu de précision, surtout dans le choix des termes dont ils ont fait usage. Mais, tout imparfaits que paraissent au premier abord ces matériaux pour la solution de la question, nous espérons pouvoir en déduire avec raison des notions beaucoup plus précises que ne l'imaginent ordinairement ceux qui semblent ignorer, et sans doute ignorent en effet jusqu'à l'existence des sources précieuses où nous sommes allés puiser. Du reste, n'y a-t-il pas à s'étonner qu'un simple élève, M. Pellerin, recueille les matériaux les plus complets et les plus importans sur l'anatomie pathologique du *typhus*, lors de l'épidémie de 1814, à la Salpétrière, quand le professeur Pinel, publiant des observations relatives à cette épidémie qu'il avait observée lui-même, et citant même la thèse de M. Pellerin, se borne à dire, pour tout détail anatomique, qu'un sujet dont il relate l'ouverture du cadavre, a offert « une forte affection des membranes muqueuses intestinales » ?

Système nerveux. — Les sinus de la dure-mère et les vaisseaux qui se distribuent aux méninges et à l'encéphale, ont été trouvés dans un état d'injection considérable par MM. Ducastaing, à Gaëte, Reveillé-Parise, à Sarragosse, Thouvenel, dans la Lorraine, Comte, à Grenoble, Delbosq, à Alby. M. Larrey (*Mém. de chir. mil.*, t. 4, pag. 143) a observé le même état sur les cadavres des sujets morts du *typhus*, dans les hôpitaux de la Prusse, à la suite de la déplorable retraite de Moscou en en 1813. M. Horn (*Archiv. fur praktische,* 1810) a fait la même remarque en Allemagne. En Italie, après les événemens militaires de 1813, M. Jemina (*Sulla febre nervosa, ecc.,* Torino, 1814) a pareillement observé cette injection notable des vaisseaux des méninges et de l'encéphale, sur tous les sujets dont il a ouvert les corps.

La cavité de l'arachnoïde, les ventricules du cerveau, ont été trouvés contenir une plus ou moins grande quantité de sérosité claire ou lactescente, dont il existait même dans quelques cas une couche assez consistante dans le tissu sous-arachnoïdien, par Pringle, MM. Trésat, Ducastaing, Delbosq, Thouvenel, Comte, Larrey. L'attention des médecins allemands avait même été appelée tellement sur cette condition morbide, que ces observateurs ont assigné pour cause la plus ordinaire de la mort dans le *typhus*, cette présence de la sérosité dans la cavité des ventricules cérébraux et de l'arachnoïde, et que M. Horn en a fait le sujet d'un mémoire spécial.

La substance corticale a été trouvée injectée, la pulpe cérébrale a présenté des traces plus ou moins prononcées d'inflammation, ainsi que le cervelet; elle a paru ramollie dans quelques points ou dans la presque totalité de sa surface, au jugement de Pringle, de MM. Comte, Trésat, Delbosq. Le docteur Jemina a vu la pulpe cérébrale évidemment piquetée de sang, et ramollie dans quelques points. M. Comte, poussant même ses recherches jusque dans le canal rachidien, a signalé des traces d'inflammation de l'arachnoïde spinale; il a vu la moelle elle-même rouge dans quelques points et ramollie.

Appareil digestif. — La phlogose de la surface des intestins, la couleur rosée de la membrane péritonéale de l'intestin grêle en quelques endroits, la rougeur prononcée de cette même membrane, ont été remarquées par Pringle, MM. Delbosq, Gilbert, Pellerin. Des plaques livides, brunâtres, violettes, presque noires, ont été trouvées sur la surface péritonéale de l'intestin grêle, par MM. Fauverges, Reveillé-Parise, Thouvenel, Ducastaing et Pellerin ; et ces deux derniers observateurs, étendant leurs investigations dans l'intérieur du canal intestinal, ont rencontré dans les endroits correspondans aux plaques livides, brunes, violacées de l'extérieur, principalement vers la fin de l'intestin grêle et jusque dans le cœcum, des érosions à bords élevés, au centre desquelles existait une destruction complète des diverses tuniques intestinales, de manière à laisser à nu le péritoine. M. Magnin, donnant le nom de gangrène à l'altération qu'il a rencontrée aussi dans quelques points de la surface intérieure de l'intestin grêle, signale en outre l'induration de la périphérie des ulcères. De leur côté, moins précis dans le choix des termes qu'ils emploient, moins exacts à décrire les altérations qu'ils ont observées, MM. Laurent et Ardy disent avoir trouvé, à Mayence aussi, la membrane muqueuse enflammée, gangrénée, dans quelques points. MM. Reveillé-Parise et Trésat y ont aussi remarqué quelques points gangreneux ; mais M. Tort dit positivement qu'il a trouvé les intestins grêles parsemés d'escharres gangréneuses. Le scepticisme le plus rigoureux ne saurait mettre en doute la parfaite similitude de tous ces résultats, malgré la diversité des termes employés pour les exprimer. Partout il y a coloration rouge, livide, violette, noirâtre, de quelques points de l'intestin grêle considéré à l'extérieur, et dans les endroits correspondans, il existe à l'intérieur, sur la membrane muqueuse, gangrène, ulcération, escharres gangréneuses, disent les auteurs les moins précis ; tandis que MM. Ducastaing, Pellerin et Magnin, parlent d'érosions à bords élevés, pénétrant plus ou moins profondément à travers les tuniques intestinales, et entourées d'un bord induré. Évidemment, il s'agissait dans tous ces cas d'une altération identique pour le siége, l'aspect, le caractère anatomico-pathologique.

MM. Ducastaing et Pellerin, ces deux observateurs si attentifs, signalent, en outre, la tuméfaction, le ramollissement, l'aspect gris-rougeâtre des ganglions mésentériques, dans les portions du mésentère correspondantes aux ulcérations des membranes intestinales. M. Jémina, de son côté, a vu les mêmes ganglions tuméfiés et rouges, correspondre à une portion de l'intestin iléon, qu'à sa couleur il a jugée enflammée.

Le foie a été trouvé ramolli et gorgé de sang, et la rate notablement tuméfiée, friable, facile à écraser entre les doigts, par MM. Ducastaing et Magnin. M. Horn signale la bile aqueuse, évidemment altérée, contenue dans la vésicule. M. Trésat, parlant des viscères existans dans l'abdomen, dit que le foie et la rate étaient ramollis et pénétrés de sang.

Le même observateur et M. Ducastaing font mention de muscles flasques, mous, faciles à déchirer; le cœur leur a paru également mou, cédant aisément à la pression la plus legère.

Le *sang*, abondant dans les sinus et les vaisseaux de l'encéphale, dans le cœur, le foie, les organes de l'abdomen, est signalé comme généralement dans un état de dissolution, comme altéré, noir, imparfaitement coagulé par Pringle, MM. Horn, Gilles de Latourette, Ducastaing, Thouvenel. Plusieurs des observations particulières contenues dans les dissertations de ces divers écrivains nous le montrent, en outre, formant des ecchymoses, de véritables épanchemens sous la peau, dans le tissu cellulaire de l'interstice des masses musculaires, ou des replis du péritoine, le long de la colonne vertébrale.

II. De la *fièvre typhoïde*. Dans l'état actuel de la science, ce serait donner une extension inutile à notre travail que de détailler longuement les altérations anatomiques qu'on observe constamment à la suite de la *fièvre typhoïde*. Rappelons sommairement que, dans les cent cinq cas d'ouvertures de cadavres, dont les détails sont contenus dans les écrits de MM. Petit, Louis et Chomel, on a trouvé cent cinq fois les plaques et follicules isolés, les unes et les autres en plus ou moins grand nombre, constamment dans un état différent de la condition normale, soit qu'il n'y eût qu'un premier degré de gonflement, de boursoufflement; soit que la membrane muqueuse fût ulcérée plus ou moins profondément; que la couche grisâtre homogène qui la soulevait, fût, en totalité ou en partie, à nu; qu'elle fût incomplétement ou complétement détachée en manière d'escharre; que les tissus sous-jacens fussent à nu ou ulcérés, ou enfin qu'il y eût un travail commencé ou complétement effectué de cicatrisation; cent une fois, les ganglions mésentériques augmentés de volume, ramollis, rouges, suppurés, grisâtres, etc.; cinquante-huit fois, la rate doublée, triplée même de volume, ramollie, friable; vingt-quatre fois, le foie lui-même ramolli; vingt-neuf fois, la vésicule contenant une bile fluide, aqueuse, décolorée; vingt-quatre fois, les poumons engoués de sang, splénisés, s'écrasant facilement sous les doigts; trente-trois fois, la substance cérébrale ramollie dans quelques points, ou dans une partie de sa masse, et piquetée de sang; vingt-neuf fois, les ventricules cérébraux contenant une plus ou moins grande quantité de sérosité; cinq fois, les vaisseaux des méninges notablement distendus par le sang; enfin, treize fois, le sang lui-même indiqué comme noirâtre, non coagulé, dissous.

Si, maintenant, nous comparons les résultats des cent cinq ouvertures de cadavres que nous devons à MM. Petit, Louis et Chomel, avec ceux que nous ont transmis les médecins et chirurgiens militaires dont les recherches nécroscopiques ont été analysées précédemment, ne serons-nous pas nécessairement amenés à conclure que, dans le *typhus* des armées et dans la *fièvre typhoïde*, il y a, non pas seulement analogie plus ou moins grande, mais identité incontestable d'altérations organiques, comme nous avons vu qu'il y a parfaite identité de symptômes?

En effet, seize observateurs nous ont fait connaître les résultats des recherches anatomico-pathologiques auxquelles ils se sont livrés, à la suite de la mort des malades par l'effet du *typhus*, recherches, qui, pour quelques uns, portent sur *plusieurs sujets*, sur *un grand nombre* même; et nous trouvons que quinze d'entre eux ont signalé des altérations de l'intestin grêle, savoir : huit des inflammations, des gangrènes, des escharres, des ulcères à bords relevés, pénétrant quelquefois à travers toutes les tuniques intestinales détruites jusqu'au péritoine, altérations limitées dans leur étendue, séparées des unes des autres, occupant spécialement la fin de l'intestin grêle, le voisinage de la valvule iléocœcale; en même temps que quatorze mentionnent des taches rougeâtres, violacées, livides, disséminées sur la surface péritonéale du même intestin, dans les endroits correspondans aux ulcérations, aux gangrènes internes; que trois, et ce sont ceux dont l'exactitude dans la description anatomico-pathologique de l'affection de l'intestin grêle, est la plus remarquable par la précision des termes dont il font usage, notent, en même temps, l'altération concomitante des ganglions du mésentère qu'ils nous présentent tuméfiés, ramollis, d'un gris rosé; que trois ont vu, en même temps, la rate augmentée de volume et ramollie au plus haut degré; deux, le foie ramolli, et un l'état comme aqueux et l'apparence incolore de la bile cystique. Si nous ajoutons que deux de ces observateurs ont signalé la mollesse du cœur qui leur a paru friable au plus haut degré, ainsi que les muscles mêmes; que cinq parlent de l'altération du sang, qui leur a paru noir, dissous, non coagulé; en même temps que les sinus cérébraux ont été trouvés gorgés de sang par huit d'entre eux; et que cinq ont observé la pulpe cérébrale piquetée de sang, injectée, plus ou moins ramollie, soit dans quelques points seulement, soit à la périphérie; force nous sera de conclure qu'à la suite du *typhus*, les altérations anatomiques que l'ouverture des corps fait reconnaître, sont l'inflammation et l'ulcération des plaques et des follicules de l'intestin grêle, la tuméfaction et le ramollissement inflammatoire des ganglions mésentériques, l'état de dissolution, la non-coagulation du sang, qui semble se rattacher comme cause à l'intumescence de la rate, à l'extrême ramollissement de cet organe, à celui du foie, du tissu du cœur et des muscles, de la pulpe cérébrale. Mais nous avons vu que, dans la *fièvre typhoïde*, les altérations observées sur les cadavres sont absolument semblables. Dès-lors, il y a donc identité parfaite, sous ce rapport, entre les deux maladies. En effet, si, comme le dit judicieusement M. Louis, lorsque les altérations anatomiques qu'on observe constamment à la suite de la *fièvre typhoïde* non contestable, viennent à manquer, malgré la similitude apparente des symptômes observés pendant la vie, il résulte de ce désaccord dans les résultats constans de l'observation, que l'on doit rester dans le doute sur la question de savoir s'il y a eu réellement une *fièvre typhoïde*, à tel point que la logique sévère de cet observateur lui fait renvoyer de semblables faits dans la classe des *fièvres typhoïdes simulées*; par une conséquence non moins logique, puisque l'altération simultanée des plaques de l'intestin grêle et des ganglions mésentériques, est la condition anatomique non contestée de la *fièvre typhoïde*, quand il arrivera que cette altération sera trouvée sur un grand nombre de cadavres pendant le cours d'une épidémie de *typhus*, il faudra bien reconnaître que nous n'aurons aucun moyen de distinguer les deux affections l'une de l'autre, sous le point de vue de l'altération anatomique, pas plus que nous n'en avons eu aucun pour les distinguer, sous le rapport de la symptomatologie.

Jusqu'ici nous avons admis comme un fait hors de discussion la constante existence des altérations anatomiques dans le *typhus* et la *fièvre typhoïde*. Nous avons rapporté qu'on avait pu, lors de la courte expédition de 1823 en Espagne, observer, sur une petite échelle, à la vérité, des résultats identiques à ceux qu'avaient fournis si amplement les grandes guerres de l'Empire de 1805 à 1814. En outre, un jeune médecin allemand a rapporté à M. Chomel (*Leçons de clinique*, p. 338) que, pendant une épidémie de *typhus* qui a régné en Autriche il y a quelques années, on a trouvé chez les sujets qui y ont succombé la même altération des follicules intestinaux, que celle dont on voit tous les jours des exemples à la suite de la *fièvre typhoïde*. D'un autre côté, continue M. Chomel, les médecins de Toulon ont rapporté n'avoir pas observé cette altération dans l'épidémie de *typhus* qui a régné en 1830, au bagne de cette ville. » Voilà des résultats qui semblent contradictoires ; mais qu'il nous soit permis de rétablir les faits d'après les procès-verbaux mêmes des séances de l'Académie royale de médecine.

D'après la communication faite dans la séance du 16 février, par M. Keraudren, inspecteur général du service de santé de la marine, « en décembre, jamais on n'a rencontré l'exanthème intestinal qui appartient à la dothinentérie... Plus tard, la maladie, qui avait d'abord paru avoir son siége dans le cerveau, a semblé changer de nature ; ce n'est pas qu'aux nécropsies on n'ait encore trouvé des lésions dans le cerveau ; mais on a observé plus fréquemment des phlegmasies de l'estomac et de l'intestin grêle. » (*Archiv. génér. de méd.*, t. 22, p. 265.) Est-ce que peut-être, comme nous l'avons vu nombre de fois dans des cas de *typhus des armées* et de *fièvre typhoïde*, l'affection des organes encéphaliques aurait été assez intense au début de l'épidémie de Toulon, pour appeler spécialement l'attention des observateurs pendant la vie, et pour avoir rapidement amené la perte de l'existence par des désordres des organes encéphaliques, avant que l'altération spéciale de l'appareil folliculaire intestinal fût complétement effectuée ; tandis qu'à une époque plus avancée de la maladie, les lésions de l'intestin grêle avaient le temps de se prononcer davantage et de se traduire aux yeux des observateurs par des symptômes abdominaux plus prononcés? S'il en avait été ainsi dans l'épidémie de Toulon, la contradiction signalée par M. Chomel aurait été plus apparente que réelle, et ne serait pas de nature à changer l'assertion que nous avons émise sur la constance des lésions intestinales dans le *typhus*, puisqu'il n'y aurait plus eu là qu'une question de temps. D'ailleurs, on avait cité comme un fait exceptionnel très-rare, sinon même inouï, l'absence de l'exanthème rosé dans cette même épidémie, et voilà que, dans la séance du 2 mars (*Archiv.*, p. 412), M. Rochoux vient informer l'Académie que cette éruption, qui avait paru très-rare d'abord, avait cependant été observée quelquefois, et que depuis quelque temps on la rencontrait plus fréquemment, selon un observateur placé sur les lieux ; et ce qui est plus remarquable encore, c'est que M. Rochoux n'a pas craint d'établir comme un fait, d'après les renseignemens qu'il a obtenus, que cette éruption a existé chez les malades de Toulon plus souvent qu'on ne l'a cru, mais qu'étant passagère et peu apparente, elle a dû être souvent méconnue. Et que serait-ce si on l'avait cherchée, bien inutilement alors, sur des sujets qui n'avaient pas le *typhus ?* » Ne nous hâtons donc pas de douter de la constance de l'altération de l'appareil folliculaire dans l'intestin grêle, d'après le fait de Toulon, puisqu'en définitive cette altération a été incontestablement observée, au moins dans la seconde partie de l'épidémie, et n'oublions pas que, tandis qu'un simple élève trouvait sur les cadavres qu'il ouvrait à la Salpétrière en 1814, les altérations les plus incontestables dans l'intestin grêle, un célèbre professeur de clinique ne signalait qu'une forte affection des membranes muqueuses intestinales. »

D'un autre côté, tandis qu'à Paris, 105 cas de sujets morts de la *fièvre typhoïde* montrent autant de fois l'altération caractéristique de l'intestin grêle, et 101 fois celle du mésentère, un des numéros des *Archives* de cette année, 1837, contient un travail du plus haut intérêt de M. Lombard de Genève, « sur la différence qui existe, sous le rapport des lésions anatomiques, entre la *fièvre typhoïde* observée à Dublin, et la même maladie observée à Paris. » (*Archiv.*, 2e série, t. 12, p. 82.) Depuis six ans que M. Lombard étudie ce sujet avec la plus grande attention, il n'a jamais vu un seul cas où le canal intestinal ne présentât pas, après la mort du sujet, la lésion des plaques elliptiques de l'intestin grêle (p. 84). Ce médecin affirme avoir vu avec la plus grande surprise, une fois à Glascow et deux fois à Dublin, que, dans aucun de ces trois cas, il n'existait ni altération quelconque des plaques elliptiques, ni affection des glandes mésentériques. Les médecins de Glascow et de Dublin confirment ces résultats par ceux de leur propre expérience. Selon les premiers, les altérations entéro-mésentériques ne se présentent que dans un tiers des cadavres. A Dublin, elles s'observent beaucoup moins fréquemment dans l'épidémie actuellement régnante ; mais elles ont été vues beaucoup plus souvent dans le cours des épidémies précédentes (p. 86). Pour ne rien omettre des particularités observées à Dublin par M. Lombard, disons que ce médecin a remarqué que l'exanthème rosé se distingue par son abondance et le volume des taches lenticulaires, et que, dans les cas graves, cette éruption est mêlée avec de véritables pétéchies, et, dans les cas lesp lus dangereux, avec des papules livides ou *vibices* (p. 83). Quelque connaissance personnelle que nous ayons de la capacité de M. Lombard, et nous permettant, jusqu'à plus ample observation, d'écarter les faits qui appartiennent aux médecins du royaume-uni, nous n'hésiterons pas à déclarer que trois faits, peut-être susceptibles d'une autre interprétation, ne peuvent infirmer absolument les conséquences rigoureusement logiques qu'une masse énorme de faits bien observés nous a portés à émettre sur les caractères anatomiques constans de la *fièvre typhoïde*, et nous n'oublierons pas que M. Louis aussi a vu quelques cas de *fièvre typhoïde*, à laquelle il a donné dès-lors le nom de *simulée*, où l'altération entéro-mésentérique a manqué complétement. (*Recherches*,... t. 2, p. 410.) Quant aux symptômes de la plus grande gravité, que l'affection fébrile des Anglais présente quelquefois, quelques cas isolés de *fièvre typhoïde* en laissent apercevoir de semblables ; mais surtout ces cas graves offrent en cela la plus grande analogie avec les cas graves de *typhus* proprement dit que nous avons tous vus dans diverses épidémies ; ce qui est un nouveau trait de ressemblance entre les deux affections.

Chapitre VII. — *Sexe et âge.*

I. *Du sexe.* — Le *typhus des armées, des camps*, affecte spécialement les individus du sexe masculin, les seuls, à quelques insignifiantes exceptions près, qui composent les corps d'armées ; mais quand il se répand dans une ville où, comme à

Dantzick, à Tonnerre, les habitans sont forcés de loger en grand nombre des soldats malades; alors l'extension de la maladie ne connaît plus de bornes, le *typhus* frappe indistinctement les sujets des deux sexes. Peut-être même, si nous généralisions les résultats d'une observation particulière que nous avons faite en 1813, dans quelques villages situés sur les bords du Rhin et de la Moselle; serait-on autorisé à penser que, dans des circonstances semblables, les femmes, auxquelles les soins qu'on pourrait appeler hospitaliers, tombent alors plus particulièrement en partage, sont atteintes du *typhus* en plus grand nombre que les hommes. Il en est de même dans les hôpitaux civils, habituellement desservis par des sœurs hospitalières et des filles de peine, pour ce qui est des soins plus directs donnés aux malades; tandis que les hommes qu'on leur adjoint ne font que le gros ouvrage, et, moins fréquemment en rapport avec les malades, contractent moins souvent la maladie. Enfin, quand de longs convois de malades, de prisonniers de guerre atteints du *typhus*, traversent les villes et les villages, les deux sexes sont indistinctement affectés, chacun plus ou moins, selon que les hommes transportent les malades à bras ou sur leur dos, à leur arrivée et à leur départ; ou bien que les femmes, mues par ce sentiment de compassion qui leur est naturel, s'empressent de venir distribuer du linge, des alimens aux malades, aux prisonniers, et leur portent des consolations. Dans tous ces cas, le *typhus* affecte un grand nombre de ces femmes respectables, qui trop souvent paient de leur vie même le ministère de charité qu'elles se sont donné, et qui non moins fréquemment aussi introduisent dans leurs familles le principe d'une contagion qui y devient fatale à plusieurs personnes. Nos pères ont long-temps célébré avec éloge le dévouement héroïque de madame d'Audifret, qui mourut du *typhus des hôpitaux militaires*, qu'elle était allée braver en prodiguant ses soins aux malades de l'armée française, atteints de cette redoutable affection, dans les hôpitaux d'une ville où son mari était lieutenant du Roi, après une des sanglantes défaites qui affligèrent trop souvent la fin du règne de Louis XIV. Combien, dans les vingt-trois ans de guerre de la République et de l'Empire, n'avons-nous pas vu de dévouemens aussi généreux être payés d'un aussi déplorable salaire! Que de femmes pieuses, de jeunes filles même, conduites par leurs mères dans les hôpitaux, les prisons où régnait le *typhus*, ont succombé aux atteintes de ce cruel fléau, en soignant des malades français, des prisonniers espagnols ou allemands!

b. De son côté, la *fièvre typhoïde* n'épargne pas plus un sexe que l'autre. Sur cent quarante-sept sujets atteints de cette maladie qui ont été reçus pendant une période de cinq ans dans le service de la clinique à l'Hôtel-Dieu de Paris, il y en avait quarante-six, ou un peu moins du tiers du sexe féminin. Mais on ne devrait pas regarder cette proportion comme rigoureusement constante, parce que souvent on garde dans les maisons particulières des domestiques, des bonnes d'enfans, des ouvrières et filles de service affectées de *fièvre typhoïde;* tandis que des domestiques mâles, des hommes voués aux occupations manuelles de leur sexe, des manœuvres surtout, auraient été conduits dans les hôpitaux.

En outre, quoique beaucoup moins de jeunes filles de province viennent à Paris, qu'il n'y a de jeunes garçons qu'on y envoie, les médecins des maisons d'éducation des deux sexes ont également à traiter des sujets affectés de *fièvre typhoïde.*

II. *De l'âge.* — *a.* Quant à l'âge, les corps d'armées se composent spécialement de sujets de 20 à 30 ans, surtout parmi les soldats. Tel est aussi l'âge des individus qui, dans les armées, sont atteints de la *fièvre des camps.* Le *typhus* est moins fréquent parmi les officiers supérieurs, les employés de l'administration, généralement plus âgés; peut-être parce qu'ils en ont déjà été atteints une première fois, au commencement de leur carrière militaire, ou que les rapports qu'ils ont avec les malades sont moins fréquens. Cependant des hommes de 45 à 50 ans et plus, l'éprouvent; témoin cet aumônier de la Salpétrière, âgé de 50 ans, cité par Pinel dans sa *Médecine clinique* (*p.* 134); et aussi ce chef d'état-major de la garde impériale, âgé de 53 ans, qui en 1811, à Salamanque, à la suite d'une visite faite d'office dans les hôpitaux encombrés, contracta la maladie et y succomba.

Parmi les habitans des villes, des villages, où le *typhus* a éclaté, par suite du passage et du séjour des militaires malades, les très-jeunes sujets n'ont pas été exempts d'en ressentir les atteintes. Nous citerons en exemple, cette petite fille de 11 ans, qui, en 1814, tomba malade auprès de sa mère, femme de service, à la Salpétrière (*médec. cliniq.*). Mais la maladie a particulièrement affecté les personnes jeunes encore, ou dans l'âge mûr de la vie, qui, forcément ou de plein gré, avaient des rapports avec les malades, sans avoir été atteintes précédemment.

b. Les sujets de tous les âges sont également susceptibles de contracter la *fièvre typhoïde*. Dans les hôpitaux de clinique où on reçoit seulement les malades depuis l'âge de 16 ans, il résulte d'un relevé de M. Chomel, combiné avec les recherches de M. Louis, que le plus communément, cette affection atteint les sujets de 18 à 30 ans; que rarement on l'observe au dessus de 40 ans, et que peut-être aucun cas n'a été recueilli jusqu'à présent, où le malade fut âgé de plus de 55 ans. Mais les jeunes enfans n'en sont pas exempts. C'est ainsi que naguère un enfant de 4 ans, nous en a présenté, au plus haut degré, tous les symptômes les plus caractéristiques, et qu'un autre, âgé de moins de sept ans, ayant offert la même série de phénomènes morbides, et ayant succombé au 14e jour, nous avons constaté l'altération simultanée des glandes mésentériques et des plaques elliptiques de l'intestin grêle.

Il n'y a donc point de différences à établir entre les deux maladies, sous le rapport du sexe ni de l'âge des sujets qu'elles peuvent affecter.

Chapitre VIII. *Mortalité comparative*.

Est-il possible de comparer le *typhus* et la *fièvre typhoïde*, sous le rapport de la *mortalité*?

Trop souvent le *typhus* affecte des soldats, des prisonniers, épuisés par les fatigues d'une longue campagne de guerre, des privations de tout genre, la mauvaise nourriture, le chagrin, et qui, admis tardivement, après plusieurs jours passés sans aucun secours, dans un hôpital insalubre, encombré de quelques centaines d'autres malades également affectés du *typhus*, y sont incessamment soumis à l'influence délétère d'une atmosphère presque immédiatement asphyxiante, essentiellement septique; mais le sujet affecté de la *fièvre typhoïde*, nous le supposons même après un voyage, des fatigues, qu'on ne saurait toutefois comparer aux fatigues des soldats en campagnes, est introduit, généralement dès les premiers jours de sa maladie, dans un hôpital bien tenu, soumis à une ventilation régulière, a son lit suffisamment éloigné des lits des autres malades, et le plus ordinairement ceux-ci ne sont pas, par la nature de l'affection qui les retient à l'hôpital, une cause incessante d'infection miasmatique de l'atmosphère. Dès-lors, il deviendra évident qu'il serait d'une logique peu exacte de vouloir établir une comparaison rigoureuse entre le *typhus* et la *fièvre typhoïde*, pour en déduire des différences entre les deux maladies, sous le rapport de la mortalité.

Tout ce qui peut être dit à cet égard est que les deux affections comportent beaucoup de dangers, et que chacune d'elles donne lieu à une mortalité considérable. Cependant, il nous sera peut-être donné d'arriver à des termes plus précis, pour la solution de la question, et ce ne sera pas sans surprise qu'on verra, qu'à cet égard, les deux affections ne diffèrent pas autant qu'on le penserait, d'après un premier aperçu.

1°. Et d'abord, quelle est la mortalité du *typhus*? Suivant une note de M. Desgenettes (*Dict. des sc. méd., t.* 15, *p.* 457), à Torgau, sur 25,000 hommes échappés aux désastres de la campagne de 1813, et accablés par la misère, les privations, les fatigues du blocus qu'éprouvait la ville; mais, qui, sans doute, ne furent pas tous malades, il en périt du *typhus*, dans l'espace de quatre mois, 13,448, c'est-à-dire plus de la moitié du nombre total des militaires composant la garnison.

A Mayence, nous dit M. Fauverges (*Recueil périod., t.* 70, *p.* 289), il y avait plus de 60,000 hommes de troupes, il en mourut du *typhus* plus de 25,000, ou les cinq douzièmes.

A Dantzick, au rapport de M. Fort, le *typhus* enleva les deux tiers de la garnison et un quart de la population, ce qui suppose une mortalité effrayante parmi les militaires; car, encore une fois, on a peine à admettre que tous aient été malades, et une mortalité bien grande aussi dans la ville même, puisque tous les habitans, à la fois, de cette populeuse cité, ne furent certainement pas non plus atteints par ce cruel fléau; de sorte qu'il faut admettre que, dans cette déplorable épidémie, comme dans les deux qui ont été citées précédemment, les deux tiers ou les trois quarts peut-être des malades ont succombé au *typhus nosocomial.* On se rappelle que, dans ces villes infortunées, la maladie affectait spécialement la forme adynamique, ou adynamico-ataxique; que des parotides, des pustules gangréneuses, furent même observées, et qu'un certain nombre de fois, on observa la forme que les historiens de ces épidémies ont désignée sous le nom de *typhus siderans*, contre laquelle l'art et la nature étaient également impuissans.

M. Ducastaing a vu périr à Gaëte plus de 300 malheureux, sur le nombre de 400 conscrits réfractaires, qui furent conduits dans les prisons de cette ville; ce qui fait les trois quarts du nombre total; le *typhus* avait, dans cette épidémie la forme de la fièvre lente nerveuse.

Hâtons-nous de dire cependant avec les auteurs de l'article *Fièvre typhode* (p. 458), qu'heureusement cette maladie n'était pas toujours aussi meurtrière, et que, lorsque les malades jouissaient des commodités de la vie, et qu'ils étaient placés dans une chambre séparée, la mortalité était beaucoup moins grande, et ne s'élevait peut-être pas à plus de dix individus sur cent malades, autrement dit à plus d'un dixième du nombre total.

De même, en 1814, à la Salpêtrière, quand le *typhus*, apporté dans ce vaste hospice par quelques milliers de soldats malades, arrivant des armées, s'étendit aux gens de service, aux sœurs hospitalières, aux médecins, la mortalité fut incomparablement moindre, puisque Pinel nous dit, à ce sujet (*méd. clin.*, *p.* 123), qu'il n'a pas péri plus de douze personnes sur 120, qui furent atteintes, ou un individu sur dix malades.

Enfin, à Alby, M. Delbosc a vu les prisonniers espagnols de la Seu d'Urgel, placés dans des conditions de salubrité, de propreté, au sein de l'hôpital civil où ils furent recueillis, ne perdre que quatre sujets sur soixante-quatorze malades, ou un sur dix-huit et demi, résultat le plus beau qu'on puisse jamais espérer d'obtenir dans le traitement du *typhus* des armées.

Ainsi, si la mortalité du *typhus*, dans les conditions désastreuses où se trouvaient placées les malheureuses garnisons de Mayence, de Torgau, de Dantzick, et les conscrits réfractaires de Gaëte, a été des cinq douzièmes, de la moitié, des deux-tiers, des trois quarts même des sujets affectés de la maladie; nous la voyons, dans des circonstances moins défavorables, à la Salpêtrière, par exemple, dans des habitations séparées et bien tenues, descendre à un dixième, et, chose presque incroyable! s'abaisser jusqu'au chiffre de un sur dix-huit et demi, quand tout se réunit, comme à Alby, pour écarter les causes d'aggravation du mal. De la sorte, il devient évident que le *typhus* n'est pas nécessairement et inévitablement mortel dans la pluralité des cas, par lui-même; mais seulement qu'il le devient trop souvent dans une proportion vraiment effrayante, par suite des circonstances désastreuses dans lesquelles il se déclare communément, circonstances qui altèrent profondément la constitution des sujets, et, quelquefois même, compromettent directement l'existence, comme le faisaient les trop fameux *Prison-Ships* de Plymouth, les gouffres empestés qu'on décorait du titre de salles d'hôpital, à Mayence, etc.

2° On pourrait, au premier abord, concevoir que la mortalité doit naturellement être beaucoup moindre dans la *fièvre typhoïde;* quand on songe que, si les hôpitaux civils reçoivent quelques voyageurs harassés de fatigue, quelques ouvriers épuisés par un excès de travail, ou qui ont été plus ou moins mal nourris, mal logés, en un mot, soumis à l'action énergique de causes propres à modifier leur constitution d'une manière défavorable, à imprimer à la *fièvre typhoïde* un caractère de gravité qui lui serait étranger; cependant, dans aucun de ces cas, il n'y a identité absolue avec ce qui a lieu dans le *typhus,* sous le rapport de l'altération que l'organisme a dû ressentir, des conditions défavorables au plus haut degré, sous l'influence desquelles il était au commencement de l'invasion de la maladie, et le plus grand nombre des sujets qu'on admet dans les hôpitaux civils, pour y être traités de la *fièvre typhoïde*, n'avait pas été immédiatement et récemment soumis à ces causes énergiques d'altération; surtout, il n'y a pas de comparaison à établir entre les hôpitaux militaires des villes de guerre, situés en pays ennemi, ou même des villes de l'intérieur, tout à coup encombrées par l'arrivée de quelques milliers de soldats malades, et même de malheureux expirant par le fait du *typhus*, et, d'un autre côté, les hôpitaux civils des grandes villes, dans les temps ordinaires. Cependant, les tableaux publiés jusqu'à ce jour sont loin de prouver que la *fièvre typhoïde* donne lieu à une mortalité hors de toute comparaison, par son chiffre abaissé, avec celle qui résulte du *typhus*. Nous mettrons de côté, à cet égard, la considération du traitement mis en usage, et sur les succès duquel chacun s'appuie pour exalter sa méthode ou expliquer les revers de celle des autres; quoique le précieux travail de Dance, sur le traitement des *fièvres graves* (*typhoïdes*), inséré dans les *Archives de médecine*, t. 24 et 25), nous ait laissés convaincus, comme nous l'étions déjà par notre propre expérience, qu'il n'y a pas à regarder comme indifférent, dans tous les cas, d'employer telle ou telle méthode de traitement, les purgatifs à haute dose, les toniques avec profusion, les évacuations sanguines, etc.;

au moins comme pouvant, dans quelques circonstances, aggraver la maladie. Mais, nous observerons que la même remarque est en tout applicable au traitement du *typhus;* et les judicieux auteurs de l'article *Fièvre typhode,* en ont également fait l'observation (*t.* 15, *p.* 457). « Une méthode de traitement intempestivement stimulante ou débilitante, n'a pu être sans conséquence sur le résultat définitif de la maladie. » Quoi qu'il en soit, voici quelques chiffres qui ont été publiés dans ces derniers temps, par divers médecins, sur la mortalité de la *fièvre typhoïde.*

A la Charité, dans le service de M. Chomel, de 1822 à 1823, le traitement ayant spécialement lieu par la méthode tonique; sur cent trente-huit individus affectés de *fièvre typhoïde*, il en est mort cinquante, ou plus du tiers.

Du mois d'octobre 1827, au mois de mars 1828, dans le même service, sur dix-huit sujets, il en est mort cinq; ce qui fait un peu moins du tiers.

A l'Hôtel-Dieu, toujours entre les mains du même professeur qui a varié les méthodes, et plus fréquemment que par le passé, a employé les émissions sanguines et les délayans, de 1831 à 1832, sur cinquante-un malades, seize ont succombé, ou un peu moins du tiers encore.

En réunissant ces trois nombres, on trouve un total de deux cent sept malades et de soixante-dix morts, ce qui, en définitive, porte le nombre des décès à un peu plus du tiers. D'un autre côté, des essais avaient été faits sur le traitement par les chlorures; les résultats qu'ils ont donnés, considérés séparément, ont présenté sur cinquante-sept sujets traités de la sorte, seize morts ou un peu plus de deux sur sept; en d'autres termes, un peu moins du tiers, ou quatre treizièmes; et si, comme la rigueur du calcul semble l'exiger, on fait quelques soustractions dans le nombre total des malades, et dans celui des morts, parce que plusieurs ont à peine commencé le traitement, et sont morts en peu d'heures; et aussi, parce que d'autres guéris de la *fièvre typhoïde*, ont ensuite succombé à d'autres maladies étrangères à cette dernière, la proportion se trouvera ramenée seulement au chiffre de cinquante-trois malades et de neuf morts, ce qui fait un sur six, à une très-légère fraction près. (*Leçons de clinique, p.* 519.)

M. Castel a déclaré, dans une séance de l'Académie royale de médecine (16 *octobre* 1835), qu'il avait obtenu, et vu obtenir pour résultat un mort seulement sur huit malades.

M. Louis (*même séance*), depuis quelques années qu'il emploie, dans le service de l'hôpital de la Pitié dont il est chargé, la saignée généralement, au début de la *fièvre typhoïde*, a perdu seulement, dans un temps donné, douze sujets sur cent quatre malades, ce qui fait un mort sur huit et demi.

Enfin, M. Bouillaud, faisant abstraction des cas de *fièvres gastriques* ou *bilieuses*, qui guérissent généralement tous, a déclaré que, sur cent quatre-vingt-un cas de *fièvre typhoïde* bien caractérisée, qu'il a traités par le moyen des émissions sanguines surtout, tant générales que locales, employées « suivant sa formule, » et quelquefois par les chlorures, il a seulement perdu vingt-huit sujets, ou un sur six et demi. (*Même séance. — Archives générales de médecine*, 2e *série*, *t*. 9, *p*. 369 *et suiv*.)

M. Piedagnel, médecin attaché au service de l'Hôtel-Dieu, annonce que, de trois cent quarante-six malades qu'il a soumis successivement aux divers traitemens, par les purgatifs, les toniques, etc.; et même à la simple expectation, sans aucune espèce de traitement, il n'en a perdu que quarante-huit; ce qui fait un sur sept un cinquième. Par une singularité digne de remarque, l'absence même de tout traitement avait donné à ce médecin trois morts sur soixante malades, ou un sur vingt. Du reste, nous verrons plus bas M. Mistler citer également un semblable résultat.

Un trait d'analogie de plus entre les deux maladies, est donc que le chiffre de mortalité n'a rien de fixe, ni même de probable dans un cas plus que dans l'autre; puisque, dans la *fièvre typhoïde*, nous le voyons se balancer entre un sur trois et un sur vingt;

et dans le *typhus*, entre trois sur quatre et un sur dix-huit-et-demi; de sorte qu'il faut répéter avec les auteurs de l'article *fièvre typhoïde* déjà cité, que le danger plus grand du *typhus*, et par conséquent la mortalité plus considérable de cette affection, dépend, en grande partie, des circonstances propres à l'individu et de celles qui lui sont étrangères, lesquelles aggravent ou atténuent les circonstances de la maladie elle-même (p. 457). »

Chapitre IX. — *Non-récidive dans les deux maladies.*

Tandis que presque toutes les maladies qui ne tuent pas, comme la rage canine, les sujets sur lesquelles elles se développent, peuvent récidiver un plus ou moins grand nombre de fois, même quand elles sont contagieuses, comme la gale et la syphilis; tandis que l'érysipèle, qui offre tant de traits de ressemblance avec les fièvres éruptives, peut se reproduire indéfiniment chez le même individu, il est d'autres maladies, et celles-là sont toujours contagieuses d'une manière miasmatique seulement, ce sont la rougeole et la scarlatine, ou d'une semblable manière, et aussi au moyen de l'inoculation d'un pus virulent contenu dans des pustules, et c'est la variole; il est, disons-nous, des maladies qui, généralement, et dans la pluralité la plus illimitée des cas, ne se produisent qu'une fois dans le cours de la vie, chez le même individu, quoiqu'on observe quelquefois des cas de récidive.

a. A l'instar de ces affections, le *typhus* n'attaque la généralité des individus qu'une fois dans le cours de la vie. Selon que Hildenbrand l'établit formellement, « il appartient à la classe des maladies contagieuses qui, une fois passées, affaiblissent ou détruisent pour toujours, ou du moins pour long-temps, la disposition à la même maladie. C'est au point qu'après l'avoir éprouvé, il est un grand nombre d'individus qui peuvent s'exposer sans danger à la contagion. » (*Du typhus contagieux*, p. 144.) L'expérience, en effet, a rendu le fait incontestable pour cette multitude de médecins, de chirurgiens militaires de tous grades, de fonctionnaires et d'agens d'administration, qui, ayant éprouvé une fois le *typhus nosocomial*, ont pu braver impunément dans la suite la contagion de ce cruel fléau, bien qu'ils n'hésitassent pas à se plonger dans les foyers les plus actifs de la maladie. Souvent les officiers des corps de troupes présentaient par cette raison le même privilége d'innocuité relativement au *typhus* qui n'épargnait pas leurs jeunes camarades récemment arrivés des écoles militaires. Aussi ce pusillanime chef d'état-major, déjà cité, évitait-il avec tant de soin de s'approcher des malades, parce que, disait-il, il n'avait jamais été atteint de cette maladie, et se regarda-t-il comme envoyé à la rencontre d'une mort certaine, qui effectivement le frappa, lorsqu'il dut d'office faire une grande visite dans les hôpitaux encombrés de Salamanque en 1811.

Cependant il est quelques exceptions à cet heureux privilége. Hildenbrand lui-même reconnaît que « ce n'est pas toujours pour toute la vie que le miasme du *typhus*, après avoir produit la fièvre, détruit la susceptibilité à une récidive de la maladie. » (*Du typhus*, p. 118.) En 1809, à Valladolid, dans un hôpital improvisé, c'est-à-dire aussi insalubre et dénué de tout qu'on puisse l'imaginer, un médecin de quarante-cinq ans, qui avait jadis éprouvé, dans les hôpitaux de l'armée du Rhin, l'*épidémie nosocomiale*, et qui fut précisément pour cette raison chargé du service de santé auprès des prisonniers anglais moissonnés par le *typhus*, y contracta de nouveau la maladie, qu'il éprouva au plus haut degré d'intensité sous la forme gastro-adynamique. Nous-même, qui, en 1805 à Lodi, dans un hôpital éminemment insalubre et encombré de fiévreux, croyions avoir été atteints de la *fièvre nerveuse versatile* de Frank; ayant, en 1813, après les fatigues de la campagne et de la retraite de Leipsick, pénétré à plusieurs reprises dans les épouvantables hôpitaux de Mayence, nous y avons contracté de nouveau cette maladie, qui a eu pour symptômes saillans la céphalalgie violente, l'éruption d'un abondant exanthème rosacé, et la suffusion ictérique générale.

b. D'un autre côté, selon M. Chomel (p. 333), dans les circonstances ordinaires, la *fièvre typhoïde* n'affecte qu'une seule fois le même individu, et depuis qu'on a commencé à faire sur cette maladie des recherches spéciales et suivies, aucun exemple authentique du contraire n'a encore été observé, bien que le nombre des cas de *fièvre typhoïde* qu'on recueille dans la pratique des hôpitaux soit considérable chaque année, et que l'attention des observateurs soit tournée vers la recherche de ce qu'il peut y avoir de réel à cet égard. »

Dans la pratique civile, les individus qui ont jadis éprouvé une *fièvre grave continue* à forme *adynamique, adynamico-ataxique*, une *fièvre putride maligne* ou *cérébrale*, qui ressemblait beaucoup, quant aux symptômes, à ce qu'on appelle aujourd'hui une *fièvre typhoïde*, n'éprouvent plus de maladie semblable.

Nous lisons à ce sujet, dans le mémoire déjà cité de M. Lombard (*Archives*, 2e série, t. 12, p. 88), qu'en Angleterre une personne qui a eu une fois la *fièvre typhoïde*, peut se considérer comme à l'abri d'une nouvelle atteinte pour l'avenir.

Les éphémérides de Stoll, pour l'année 1777 (*Méd. prat.*, t. 2, p. 21), nous révèlent à cet égard un fait assez curieux. Ce grand praticien ayant contracté une *fièvre putride*, dans les premiers temps où il faisait le service dans l'hôpital de Vienne, a depuis lors impunément donné ses soins à un nombre immense de sujets atteints de cette fièvre, sans la contracter de nouveau.

Il paraîtrait d'ailleurs très-concevable que la *fièvre typhoïde* récidivât elle-même dans le cours de quelque grande épidémie, puisque c'est alors que la cause productrice de cette maladie doit jouir d'une plus grande énergie.

CHAPITRE X. — *Des causes, et en particulier de la contagion.*

L'étude comparative des *causes* de l'une et de l'autre affection nous montre encore la plus grande analogie entre ces dernières sous ce point de vue, et, chose remarquable! le besoin de chercher, pour l'une comme pour l'autre, une cause spéciale à l'aide de laquelle on puisse se rendre compte d'un grand nombre de circonstances tout-à-fait inexplicables, sans l'admission de cette même cause.

a. Et d'abord, du *typhus*. — Le *typhus* est une maladie tellement semblable à elle-même, présente d'une manière si constante la même série de phénomènes, ou plutôt est le résultat d'une condition tellement identique de l'organisme, qu'il semble peu rationnel de lui assigner pour cause productrice cette foule de circonstances variées, de conditions diverses, qu'on a coutume d'énumérer avec une sorte de complaisance routinière en tête de toutes les histoires d'épidémies de cette maladie.

Quoi qu'il en soit, l'intempérie des saisons, le froid, l'humidité prolongée, la chaleur forte et soutenue, les alternatives surtout dans l'état hygrométrique et thermométrique de l'atmosphère, l'exercice porté jusqu'à la fatigue, le sommeil nul ou trop court pour reposer le corps, la nourriture insuffisante ou de qualité inférieure, si ce n'est même insalubre, l'ennui inséparable d'un genre de vie nouveau et souvent forcé, principalement pour les nouvelles recrues, la nostalgie, le découragement, le désespoir pour les soldats en campagne ou dans les villes assiégées, les fatigues inaccoutumées, les privations de tous genres, les contrariétés sans cesse renaissantes, le chagrin, les inquiétudes, la terreur même pour les habitans des villes, des villages encombrés de troupes et surtout de malades, principalement l'accumulation des hommes sains, et encore plus des malades, dans des lieux trop peu spacieux, mal aérés, etc., telles sont, *in globo*, les conditions les plus ordinaires à la suite desquelles le *typhus des camps, des hôpitaux militaires, des prisons, des villes en état de siége ou de blocus*, vient communément à se déclarer, et auxquelles on a coutume d'attribuer la production de ce fléau meurtrier, la dernière surtout étant considérée par beaucoup de médecins comme suffisante pour le faire développer au milieu d'une réunion d'individus sains, mais surtout malades.

Selon les auteurs de l'article *fièvre typhode* : « les causes prédisposantes (les mêmes que nous venons d'énumérer) augmentent seulement l'aptitude à contracter la maladie ; mais elles ne la feraient jamais naître sans le concours de la cause occasionelle, qui est l'encombrement d'un grand nombre d'individus dans un local resserré et peu aéré. » (*Dict. des sc. méd.*, t. 15, p. 450, n° 1303 et 1301.) Les mêmes auteurs ajoutent immédiatement : « Il paraît indubitable que la cause matérielle du *typhus* est dans les effluves des corps humains vivans, lesquels, absorbés par les surfaces pulmonaire ou cutanée, portent l'infection dans tout l'organisme. » (*Ib.*, n° 1302.)

Hildenbrand, avant eux, résumant l'opinion des médecins militaires les plus célèbres, et généralement celle de tous les observateurs, signale « le danger qu'occasione l'air quand il est trop chargé d'exhalations humaines, ce qui ne peut avoir lieu que par le fait de l'encombrement. » Et il ajoute : « C'est véritablement là la source de la matière contagieuse et de la contagion du *typhus*. » (*Du Typhus cont.*, p. 300.) Et plus loin : « Ces dangers se manifestent surtout dans les lieux où beaucoup d'individus atteints de fièvres continues se trouvent ensemble trop resserrés..., surtout entassés dans des chambres étroites. » (P. 301.) Les circonstances extérieures, telles que la bonne ou la mauvaise nourriture, etc., n'ont à cet égard presque aucune influence ; elles agissent seulement en augmentant l'aptitude des sujets à contracter la maladie (p. 301). »

Pringle avait également posé en principe que « lorsqu'en quelque lieu que ce soit, l'air est resserré et renfermé, ou quand les hôpitaux d'une armée sont trop pleins, quand les maladies sont d'une nature putride ; il en résulte une fièvre d'une espèce particulière et souvent mortelle. » (*Mal. des arm.*, etc., p. 111, ch. 7, § 1.) Et cette fièvre, c'est le *typhus*, que l'illustre observateur anglais appelait *fièvre d'hôpital*, *des camps*, etc.

Dans cette théorie, le *typhus* développé par le fait de l'encombrement ayant donné naissance à un vaste foyer d'infection, se reproduirait dans une série d'individus successivement malades, par l'infection qui s'établit autour de chacun d'eux.

Sans doute on n'a pas oublié ce fait signalé par Dupuytren, que, dans des salles toujours les mêmes, toujours tenues avec les mêmes soins de propreté, sous des conditions semblables en tout, il suffisait d'augmenter de quelques lits seulement le nombre de ceux existans, pour que les malades qui, jusque-là, y avaient séjourné sans danger, vissent la pourriture d'hôpital se développer à la surface de leurs plaies, tandis que, par opposition, il suffisait de ramener le nombre des lits à la proportion ordinairement sans mauvais effets, pour voir cesser cette fâcheuse complication des plaies. (*Rapport à l'Académie des sciences sur la fièvre jaune*, etc.)

Néanmoins, sans diminuer l'influence délétère que reçoit la maladie du fait même de l'encombrement, il se présente naturellement une observation qui tendrait à atténuer l'importance de cette condition comme cause première du *typhus*.

Si cette maladie ne se déclarait jamais que comme conséquence de l'encombrement des sujets sains encore, il n'y aurait pas d'objection à élever, parce qu'en toute occasion, un rassemblement d'hommes sains peut avoir lieu, comme dans une caserne, un vaisseau, une prison. Mais des malades seuls sont réunis dans les hôpitaux. Or ils sont isolés avant qu'on les y rassemble en trop grand nombre et qu'ils y fassent secondairement naître l'encombrement. Où avaient-ils donc pris la maladie spéciale dont ils étaient déjà atteints avant leur entrée? A Dantzick, lorsque les hôpitaux furent encombrés de soldats qui y arrivaient sans cesse atteints du *typhus*; il fallut loger les nouveaux venus chez l'habitant, et ces nouveaux venus étaient eux-mêmes, comme leurs devanciers, des sujets malades du *typhus*, qui avait précédé la création du petit foyer d'infection auquel ils allaient donner naissance dans chaque maison en particulier; puis, quand la maladie toujours croissante dans les casernes, parmi les soldats réputés encore sains, força de prendre une grande mesure dite de salubrité, et qu'évacuant toutes les casernes à la fois, on dissémina les malades eux-mêmes dans les maisons des habitans, M. Tort nous apprend que dès-lors l'épidémie et la contagion ne connurent plus de bornes! Le *typhus*, à l'occasion duquel tant de malades se présentaient pour entrer dans les hôpitaux, avait donc évidemment précédé l'encombrement. Celui-ci ne faisait plus qu'imprimer un caractère plus grave à la maladie ; mais, nous le répétons, comment, lorsqu'il n'existait pas encore, aurait-il pu donner lieu aux premiers cas de *typhus*?

C'est ici le lieu de placer une observation importante pour la solution de la question.

Si les causes énumérées précédemment, et en particulier l'encombrement, dont nous reconnaissons hautement les funestes effets, étaient la cause du *typhus*, comment expliquer que le renouvellement de l'action de ces mêmes causes ne reproduirait plus chez le soldat cette même maladie, dans le cours de sa carrière militaire? Il y a dans toutes les campagnes de guerre, des intempéries atmosphériques, du froid, de la chaleur, des fatigues, des misères de tous genres; il y a des renouvellemens d'épidémies de catarrhes, de diarrhées, qui forcent, à plusieurs reprises, les soldats à entrer dans les hôpitaux. Pourquoi ceux d'entre eux qui, dans une précédente campagne, et souvent long-temps auparavant, ont éprouvé le *typhus*, ne ressentent-ils plus les atteintes de cette maladie, qui, au contraire, affecte leurs camarades jusque-là épargnés? De plus, on sera asphyxié autant de fois qu'on se plongera dans un foyer d'asphyxie. Par quel privilége le foyer d'infection né de l'encombrement, n'exercerait-il qu'une fois son action délétère? Une réponse satisfaisante à ces diverses questions, sans cela complétement insolubles, serait d'admettre, avec Hildenbrand (*du Typhus contag.*, *p.* 115), que « le *typhus*, comme la variole, la rougeole et la scarlatine, dépend d'un germe, d'un principe virulent spécial, qui, une fois introduit dans l'organisme sain, y détermine une maladie pyrétique, *sui generis*, éruptive, contagieuse par la reproduction et l'émission du principe virulent, indéfiniment transmis d'individu à individu, par communication directe ou indirecte. »

Cette hypothèse donnerait l'explication satisfaisante d'une foule de faits particuliers, dont se compose l'histoire générale du *typhus*, comme la propriété de n'attaquer chaque individu généralement qu'une fois dans le cours de la vie ; celle d'atteindre plus particulièrement les jeunes gens ; de conserver toujours un caractère absolument semblable dans tous les cas de maladie, quelle que puisse être la gravité relative de l'affection ; d'avoir, en général, une durée déterminée indépendante de tout mode quelconque de traitement ; de ne pouvoir ainsi, comme toutes les maladies ordinaires, être arrêté absolument dans sa marche ; de s'accompagner d'un exanthème caractéristique, dont l'abondance variable lui laisse constamment la forme disséminée ; d'être toujours caractérisé par un travail pathologique ayant pour siége déterminé une partie spéciale de l'appareil tégumentaire interne ; de se reproduire identiquement, par voie de rapports directs ou indirects, chez les individus vierges jusque-là des atteintes d'une semblable affection. En un mot, le *typhus*, doué de la propriété contagieuse par miasmes, à une certaine époque de son cours, prendrait place parmi les fièvres éruptives miasmatiques contagieuses, étant, dès-lors, complétement différent des maladies à apparence putride, adynamique, typhoïde, simplement dépendantes d'une altération du sang, susceptibles d'être produites par des causes variées, et se liant d'une manière plus ou moins étroite à des lésions anatomiques diverses, ou d'organes divers, comme l'état particulier, plus ou moins semblable au *typhus*, dans son expression symptomatique, qui résulte d'une phlébite, et particulièrement de la phlébite utérine suite de couches, mais qui, dépendant d'une altération du sang par le fait d'une résorption de matière purulente, manque toujours de la condition anatomique constante dans le *typhus*, comme dans la *fièvre typhoïde*. (Tonnelé, *des fièvres puerp.*, 1819. — *Archives, t.* 22.)

Honneur, vénération à la mémoire de Lassis, du médecin

probe, de l'homme consciencieux et de profonde conviction, qui n'avait pas hésité à se plonger dans un foyer pestilentiel, alors qu'il croyait le *typhus* contagieux (*Recherches sur les véritab. causes, etc.*, 1819), et qui, plus tard, fortement persuadé du contraire, n'a cessé de réclamer le poste du danger, et est mort en courant braver une épidémie bien funeste aussi!... Mais, la vérité avant tout; surtout rejetons les discussions scholastiques, les subtilités du langage; appelons les choses par leur nom. Le *typhus* est contagieux.

Il l'est dans ces foyers d'infection qu'il alimente par les effluves, les miasmes, que les corps des malades versent sans cesse dans l'air ambiant; il l'est, à l'instar de la rougeole, de la variole, de la scarlatine, que les sujets sains jusqu'alors vont contracter, sans avoir eu besoin de toucher les malades, en entrant seulement, en séjournant pour de courts instans même, dans l'atmosphère altérée qui environne ces derniers. Or, si l'on n'a jamais pensé à dire que la rougeole, la scarlatine, la variole même, contractées par le moyen des miasmes émanés des malades, dans une grande réunion de ces derniers, ne sont pas contagieuses; si on n'a pas parlé d'appeler l'effet produit alors chez les sujets sains, une maladie par infection, ce qui n'indique que le mode de transmission; si l'on a reconnu qu'il y a bien eu réellement contagion, par l'effet d'un principe spécial qui a été absorbé, puisqu'une maladie en tout semblable à celle des premiers sujets, se déclare consécutivement dans les seconds, qui deviennent susceptibles de la transmettre, à leur tour, dans toute son identité, disons donc non moins explicitement que le *typhus* est contagieux.

Le *typhus* ne l'est pas seulement dans les hôpitaux encombrés, les *prison-ships;* mais il l'est encore, et de la même manière, par l'effet du contact des malades avec des individus sains, dans des lieux tout-à-fait salubres jusqu'alors.

C'est ce que nous avons vu dans des cas où les malades étaient placés isolément chez les habitans des villes, des campagnes; où leurs hôtes avaient seulement des rapports de courte durée avec eux, souvent même en plein air, et où ils n'en contractaient pas moins une maladie en tout semblable à la leur même. Témoin, ce paysan aisé et bien portant, lequel, conduisant sa charrette chargée de nombreux soldats espagnols de la garnison de Valence, qui, en 1811, traversaient la ville de Beaune, la plupart atteints du *typhus*, s'asseoit pendant une heure sur le devant de sa voiture, et, dès le 3e jour, voit éclater chez lui les prodromes du *typhus*, et plus tard, éprouve la maladie elle-même à un degré très-prononcé. Témoin encore cet aubergiste de la même ville, homme de quarante ans, fortement constitué, qui, au moment où l'on entassait pêle-mêle les malades sur les charrettes, mu de compassion pour leur faiblesse, prenait ces infortunés sous les bras, et les plaçait sur les voitures, et qui, deux jours après, éprouva les phénomènes précurseurs de la maladie, qui fut violente. (*Mém.* du Dr Morelot, *sur le typhus de Beaune*. — *Journal de* Corvisart, *t.* 33, *p.* 373.) Le *typhus* a été également contagieux à Dantzick, hors du foyer principal d'infection; chaque malade y est devenu, à son tour, un foyer limité; a répandu, en un mot, la contagion, quand les habitans ont été contraints de loger chez eux les soldats malades, qui ne trouvaient plus place pour eux dans les hôpitaux encombrés. De même, à Saint-Sever, M. Dupin, qui ne croit pas à la contagion du *typhus*, nous rapporte, par une singulière contradiction, qu'une maladie épidémique du même caractère, suivit le passage des prisonniers espagnols, et il raconte comment une femme, jusque-là bien portante, étant allée dans une commune voisine, visiter une parente affectée de la maladie qui y régnait avec violence, tomba malade, à son retour, et communiqua la même affection à son mari, à ses deux fils, à sa belle fille et à une jeune domestique, qui n'avaient eu aucune communication avec les malades. (*Recueil périod.*, *t.* 35, *p.* 121). Ainsi, à Périgueux, M. Pontard voit les prisonniers espagnols, sales, fétides, rongés de vermine, couverts de haillons, apporter le *typhus* dans les rues qu'ils ont fréquentées, les quartiers qu'ils ont habités, chez les individus qui ont eu des rapports avec eux, ou avec ceux qui sont tombés malades, après les avoir approchés. (*Recueil périod., t.* 36, *p.* 32.) De même, M. Boulangier a vu les Espagnols prisonniers apporter le *typhus* à Auxerre, où il n'existait pas auparavant. Ce médecin assigne pour cause de la maladie chez les prisonniers, la nostalgie, le découragement, le manque de nourriture et de vêtemens, l'encombrement des prisons, où ces malheureux sont entassés pêle mêle, sains et malades, la malpropreté, l'air humide, et comme rien de tout cela n'existe pour les habitans, il ne connaît plus pour cause de la transmission de la maladie à ces derniers, et par eux à leurs familles, que le caractère contagieux de cette affection. (*Thèse, n°* 267, 1820.) Jusqu'au 9 mars 1811, époque à laquelle commence le passage des prisonniers espagnols, dont une grande partie était devenue malade à la suite de fatigues excessives, de privations de tout genre, il n'avait existé dans la ville de Beaune, nous dit M. Bard (*Recueil périod., t.* 44, *p.* 235), aucune fièvre de mauvais caractère. L'hôpital devint alors un centre d'infection, et l'on vit bientôt la *fièvre nosocomiale* y faire les plus grands ravages. Elle ne tarda pas à se répandre dans la ville, à cause des communications fréquentes qui existaient entre les prisonniers et les habitans, soit par les services de ceux-là, soit par la curiosité ou la charité de ceux-ci. »

Nous donnerions à ce paragraphe une longueur inutile, si nous voulions rapporter ici les remarques en tout semblables aux précédentes, qui ont été faites par tous les historiens des diverses épidémies de *typhus* dans les différentes villes d'Allemagne, d'Espagne, d'Italie, de France. Il n'est aucun de ces observateurs qui ne regarde la maladie comme contagieuse. Tous adoptent, à cet égard, l'opinion de Hildenbrand qui, dans son traité du *typhus*, s'exprime ainsi : « Le *typhus* auquel, dit-il, j'ai donné le nom de *communiqué*, est toujours produit par contagion, c'est-à-dire par la communication d'une matière qui, comme les autres miasmes contagieux, occasione, chez un homme sain, une fièvre particulière, pendant laquelle se développe de nouveau le germe d'une maladie semblable (*p.* 115). » Les auteurs de l'article *fièvre typhoïde* professent de la manière la plus formelle, l'opinion que le *typhus* est contagieux : « De quelque manière, disent-ils, que le *typhus* se soit développé, il peut se communiquer par contagion à tout individu prédisposé, qui aura touché les malades ou leurs effets, ou même qui aura respiré dans une atmosphère, en quelque sorte, saturée de miasmes provenant de cette maladie... Les médecins militaires savent tous que le *typhus* a constamment attesté le passage des grandes armées dans toutes les parties de l'Europe qui ont été le théâtre de la guerre, et dans toutes les directions suivies par des troupes nombreuses ; ils savent que, les prisonniers de guerre ont répandu la contagion partout où ils ont séjourné, lorsqu'on les a fait voyager. (*Dict. des sc. méd., t.* 15, *p.* 453.) »

L'hospice de la Salpétrière, à Paris, était exempt de toute fièvre de mauvais caractère, lorsque quelques milliers de malades y furent réunis. Dès-lors, médecins, sœurs hospitalières, infirmières, contractèrent le *typhus* dont ces militaires étaient atteints ; et non seulement il en fut ainsi pour ceux qui se plongeaient dans le foyer d'infection ; mais il en arriva de même à ceux qui eurent avec eux des rapports pendant le cours de leur maladie, comme la petite fille déjà citée, qui contracta le *typhus*, en se tenant auprès de sa mère, gravement malade elle-même de cette affection, qu'elle avait contractée dans les salles, en soignant les soldats malades. (*Médec. clin.*, *p.* 127.)

Cependant la durée et la possibilité des transmissions successives du *typhus* trouvent des bornes, et dans les conditions d'existence du foyer d'infection, et dans les malades eux-mêmes.

a. Dès qu'on peut, comme le dit M. Bard (*Recueil périod.*, *t.* 44, *p.* 244), prodiguer aux malades les soins de propreté, qu'on peut les transporter hors du foyer d'infection générale, les mettre au large, leur faire respirer un air salubre, le miasme qu'ils engendrent, chacun à son tour, et qu'ils déversent dans l'atmosphère, s'y dissémine, n'y reste plus réuni en foyer autour d'eux; au moins y existe-t-il en trop petite quantité, pour que les assistans puissent en éprouver quelque maléfice; et voilà comment la maladie cesse de se propager. Si, comme la chose paraît démontrée, le *typhus* n'est généralement produit qu'une fois dans le cours de la vie, on comprend que, lorsqu'après les premiers temps, où un grand nombre de personnes vierges encore de toute atteinte de cette maladie, l'ont de suite contractée par les rapports qu'elles avaient promptement établis avec les malades, soit réunis, soit même disséminés, et l'ont transmise aux divers individus qui se trouvaient dans la même condition où elles avaient elles-mêmes été jusque-là, il arrive un moment où les transmissions successives du *typhus* doivent devenir de plus en plus rares, et finir même par ne plus fixer l'attention.

b. Quant aux individus, voici comment ils mettent eux-mêmes des bornes à la durée et à la possibilité des transmissions successives. De même que le principe miasmatique virulent et contagieux de la rougeole, de la scarlatine, de la variole, qui, introduit par voie d'absorption, dans un corps sain et vierge, y développe, après un certain temps d'incubation, une maladie en tout semblable à celle qui lui a donné naissance, n'a cependant qu'une durée d'existence limitée, après laquelle il ne se trouve plus présent dans les effluves, émanations, miasmes, éruptions à la surface de la peau, tellement que le commerce intime avec les personnes qui ont été affectées des susdites maladies, peut avoir lieu de la part des personnes saines avec une parfaite innocuité; de même, pour le principe miasmatique et contagieux du *typhus*, il arrive un moment où l'affection typhode a parcouru ses périodes, et où l'organisme est revenu à ses conditions de santé parfaite; et dès-lors, le principe reproducteur de la maladie ne peut plus exister, et les rapports plus ou moins intimes avec l'individu qui a cessé d'être malade, deviennent absolument sans danger. Quelle est cette époque d'innocuité de la fréquentation des sujets convalescens du *typhus*? Encore plus que pour les trois maladies éruptives contagieuses que nous avons nommées, il est impossible de le dire. Cependant, on doit toujours craindre que tout danger ne soit pas entièrement éloigné, tant que les membranes muqueuses conservent quelque apparence d'irritation ou peut-être plus exactement, d'un travail d'excrétion pathologique (les anciens eussent hardiment prononcé le mot de travail critique ou dépuratoire); que la salive est encore visqueuse; que les matières des déjections alvines n'ont pas encore complétement repris leur état normal; que la peau est le siége d'un travail itérativement opéré de desquamation; que les cheveux tombent encore; que des sueurs odorantes, même fétides, ont encore lieu. Mais, après cela, il arrive un moment où les convalescens ne sauraient plus communiquer une maladie spéciale qu'ils n'ont plus eux-mêmes. On conçoit, du reste, que cette époque de la parfaite innocuité des rapports avec les sujets convalescens du *typhus*, doit être plus ou moins avancée ou retardée, selon qu'on aura ou non facilité le travail de la convalescence par l'emploi bien entendu de l'hygiène.

C'est par ce qui a trait aux vêtemens qui ont servi aux malades, pendant que ceux-ci étaient affectés du *typhus*, que nous terminerons ce qui nous reste à dire de cette maladie, considérée comme contagieuse.

Personne n'ignore ce que Pringle rapporte (*Mal. des arm.*, *part.* Ire, *chap.* 3, *p.* 24) « que de vieilles couvertures qui avaient servi long-temps à envelopper les malades affectés du *typhus*, ayant été transportées en paquets à Gand, où la maladie n'existait pas, furent mises à la disposition d'un couverturier, pour qu'il les réparât, et que vingt-trois ouvriers qui furent employés à ce travail, contractèrent une maladie semblable à celle qui avait si cruellement désolé l'armée anglaise, et qu'il en mourut dix-sept; quoique, dit notre célèbre observateur, ils n'eussent communiqué, d'aucune manière, avec les personnes atteintes du *typhus!* »

Étant, en 1809, à Valladolid, médecin d'un hôpital improvisé, destiné aux Anglais prisonniers, nous avons été témoin d'un fait analogue. Les capotes militaires, dans lesquelles, faute d'autres fournitures, les malheureux prisonniers avaient fait leur maladie, avaient été, après la mort de beaucoup de ces infortunés, accumulées dans un magasin. L'ordre arriva d'en faire l'inventaire. Le garde-magasin, jeune homme, qui, nous en sommes sûr, n'avait jamais mis le pied dans l'hôpital, passa une journée à déployer et à manier ces capotes; et bientôt il contracta un *typhus* d'une grande violence, qui, à cause de la constitution éminemment sanguine de ce jeune homme, revêtit, au début, la forme inflammatoire. La manière dont il a contracté la maladie des Anglais, ne fait pas doute pour nous.

Les auteurs de l'article *fièvre typhode* tombent, à cet égard, dans l'exagération, quoiqu'en partant d'un fait avéré, lorsqu'ils avancent « que la contagion se propage bien plus souvent par l'intermédiaire des objets qui ont été en contact avec les personnes atteintes de la *fièvre typhode*, que par le contact immédiat, les miasmes délétères qui s'élèvent du corps des malades, n'agissant que dans le lieu où ceux-ci sont placés, mode de propagation toujours borné; tandis que celui qui a lieu par le moyen des effets qui ont appartenu à des sujets affectés du *typhus*, est le plus universel. » (*Dict*..... *t*. 15, *p*. 454.)

Du reste, il faut dire, pour leur justification, qu'avant eux, Hildenbrand avait exprimé la même opinion, en disant que la contagion médiate est plus fréquente et plus propre, en général, à répandre la maladie, que la contagion immédiate, ou les rapports directs avec les malades; et qu'elle se fait le plus communément par les vêtemens, la literie, et même la paille et le foin, sur lequel ont été couchés des malades atteints du *typhus*. » (*Du typh. cont., p*. 121.)

Au surplus, si les soins hygiéniques sont susceptibles d'accélérer l'arrivée du moment où le corps des convalescens cessera de pouvoir transmettre le principe contagieux du *typhus*, à plus forte raison on concevra la possibilité d'opérer promptement la désinfection des effets divers qui pourraient le répandre, après avoir servi à l'usage des malades. Mais, d'un autre côté, le fait incontestable de la possible transmission du principe contagieux du *typhus* par l'intermédiaire des effets ayant servi aux malades, et cela pendant une période de temps qui ne saurait être déterminée, explique parfaitement comment le *typhus* peut reparaître, après un certain temps, dans un pays qu'il a autrefois ravagé, ou éclater dans des lieux qui n'en avaient pas d'abord éprouvé les atteintes; et comme souvent l'origine des agens médiats de la contagion reste ignorée, on se perdra en conjectures pour expliquer la manifestation imprévue du *typhus*, au milieu des conditions hygiéniques les plus favorables.

C'est ainsi que l'atelier où travaillaient à Gand, les vingt-trois ouvriers dont parle Pringle, n'était pas devenu plus insalubre précisément au moment où les vieilles couvertures dont s'étaient enveloppés les malades y furent apportées; et les ouvriers eux-mêmes n'avaient éprouvé aucune influence nouvelle qui pût leur être défavorable, ni touché, ni visité aucun malade, puisque, dit Pringle, le *typhus* n'existait pas dans la ville à cette époque.

Il faut avoir un certain courage médical pour venir professer aussi explicitement que nous le faisons dans ce paragraphe, la doctrine de la contagion du *typhus* par le moyen d'un produit pathologique spécifiquement doué de toutes les propriétés des agens virulens contagieux, qui, introduit principalement par voie d'inhalation pulmonaire dans l'organisme jusque-là sain, y produit une maladie semblable à celle qui l'a fournie, et qui à son tour élabore un principe identique dans sa nature et dans sa propriété contagieuse; en un mot, pour assimiler à cet égard le *typhus* à la rougeole, à la scarlatine, à la variole, dont personne, sans doute, ne songera jamais à nier la propriété contagieuse par le moyen d'un principe spécifique miasmatique, inconnu dans sa nature, mais démontré par ses effets. Ce courage, nous l'avons, parce que l'observation attentive des milliers de faits que nous avons eus sous les yeux pendant dix ans, et la discussion approfondie de la question même de la transmission de la maladie nous ont laissé convaincu que l'hypothèse d'un agent spécifique de contagion, reproduit dans chaque sujet malade du *typhus*, peut seule expliquer et les faits généraux de la transmission de la maladie, et les conditions cliniques de cette dernière. Donc, sans disputer sur les mots, et reconnaissant que le *typhus* est transmissible identiquement avec lui-même par les miasmes spécifiques dégagés autour des malades, et dans la sphère d'action desquels viennent se plonger des individus sains, disons, par une formule abrégée, qu'il est contagieux.

b. En est-il de même de la *fièvre typhoïde?* Pour répondre à cette question, examinons quelles sont les causes assignées à cette maladie, comme nous l'avons fait pour celles qu'on assigne communément au *typhus des armées*. Or voici quels sont les résultats dégagés de tout esprit de système auxquels sont parvenus MM. Petit, Louis et Chomel, sur une masse considérable de faits.

M. Petit reconnaît que la mauvaise nourriture ne saurait être considérée comme la cause uniquement prédisposante de la *fièvre typhoïde*, puisque souvent les sujets qui en étaient affectés se trouvaient dans une aisance relative, qui ne permettait pas de supposer qu'une nourriture insalubre eût pu exercer sur eux une fâcheuse influence. Seulement le plus grand nombre se livrait à des travaux fatigans, et presque tous étaient récemment arrivés dans la capitale; toutefois quelques uns y étaient nés, et n'en étaient jamais sortis. (*Traité de la fièvre entéro-més.*, p. 127.)

M. Louis nous annonce, après l'examen attentif et scrupuleux auquel il a soumis les circonstances des nombreuses observations qu'il a recueillies en 1824 à l'hôpital de la Charité, que rien ne le conduit à mettre les excès de travail, les peines et les chagrins de toute espèce, au nombre des causes de la *fièvre typhoïde*, vu que la septième partie seulement des sujets qui en furent atteints a eu des chagrins plus ou moins profonds, ou a travaillé outre mesure pendant un certain temps, et qu'il n'est pas possible de savoir si ces individus, qui étaient dans les mêmes conditions d'âge et de lieu que les autres, auraient ou n'auraient pas éprouvé l'affection typhoïde, s'ils eussent été exempts de peines, ou modérés dans leur travail. Le séjour dans des lieux bas et habités par un trop grand nombre d'individus pendant la nuit, ne peut pas non plus, selon le même observateur, figurer parmi les causes dont il s'agit, le dix-huitième des sujets seulement ayant été dans ce cas. Enfin, un même nombre de malades avait seulement fait de temps en temps quelques excès de vin; mais, dans aucun cas, ces excès ne précédèrent immédiatement les symptômes de l'affection typhoïde. (*Recherches*, t. 2, p. 456.) D'un autre côté, les professions qui exigent un développement considérable de forces, et celles qui ne le nécessitent pas, semblent avoir fourni indifféremment des malades (p. 455). Une seule circonstance est à noter, c'est qu'à quelques exceptions près, les individus atteints d'*affection typhoïde*, étaient à Paris depuis peu de temps, d'où résulte que cette maladie est beaucoup plus fréquente chez les nouveaux venus que chez ceux qui habitent la capitale depuis long-temps (p. 454).

D'après les relevés contenus dans les *Leçons de clinique* de M. Chomel (p. 305 et suiv.), nous trouvons que sur 115 cas, où des renseignemens plus ou moins précis ont été obtenus des malades qui conservaient toute leur intelligence, ou des assistans, on a attribué alternativement la maladie, dans à peine $\frac{1}{13}$ des cas, à l'impression subite du froid, pendant que le corps était fortement échauffé; à l'absence ou à la mauvaise qualité de la nourriture, à des fatigues excessives, à des affections morales tristes, à la débilitation produite par des maladies antérieures; une fois, à l'insolation, une autre fois à un excès de vin, etc.; en tout, 36 cas; tandis que, dans les 79 autres cas, on n'a pu signaler aucune cause appréciable. Mais une circonstance que le même professeur relève avec soin, comme l'avaient fait les deux premiers observateurs, c'est que le plus grand nombre des sujets habitait Paris depuis un espace de temps assez court.

D'où il faut conclure avec M. Louis, que « la plus profonde obscurité règne sur la cause productrice première de laquelle dépend la *fièvre typhoïde.* » (*Recherches..... t.* 2, *p.* 457.)

Il en serait bien différemment si nous admettions comme démontrée cette assertion formulée en termes si précis par M. Bretonneau, « la *dothinentérie* (la *fièvre typhoïde*) est contagieuse; à Paris, elle est contagieuse; nulle part, elle n'est plus fréquemment contagieuse. » (*Archives gén. de méd., t.* 21, *p.* 57.) Pour parvenir à la solution de cette question, deux modes se présentent à suivre; l'analogie et les faits.

a. Et d'abord, de l'analogie de la *fièvre typhoïde* avec le *typhus.* M. Chomel, ce médecin, si profondément circonspect, déclare explicitement que « la contagion, qui est démontrée pour le *typhus*, serait, par le fait, mise hors de doute pour la *fièvre typhoïde*, si l'identité des deux affections était bien constatée. » (*Leçons*, etc., *p.* 338.)

Or, cette identité parfaite ne saurait être révoquée en doute, au point où nous en sommes arrivés de ce travail. Donc, si le *typhus* est contagieux, et nous croyons l'avoir surabondamment démontré, par une conséquence forcée, la *fièvre typhoïde* doit l'être également dans des conditions semblables et suivant des modes analogues.

Une autre sorte d'analogie se déduit naturellement de la comparaison de la *fièvre typhoïde* avec la variole, la rougeole et la scarlatine, qui offrent avec elle de nombreux points de rapprochement.

En effet, ces trois fièvres éruptives attaquent indistinctement les sujets des deux sexes; mais surtout elles affectent les jeunes sujets. Elles ne se produisent généralement qu'une seule fois dans la vie, et une première attaque met presque constamment à l'abri d'une attaque subséquente. Elles se caractérisent, chacune en particulier, par une série de phénomènes morbides, qui dépendent incontestablement de l'altération du sang par un principe morbifique spécifique : il y a une véritable intoxication de ce fluide. A une époque de leur cours, apparaît un exanthème caractéristique et spécial pour chacune d'elles, mais dont la constante apparition devient le caractère commun du genre. Il se produit dans chaque malade un nouveau principe semblable à celui dont l'introduction dans l'organisme sain a fait naître la maladie, et jouissant de la propriété de reproduire cette dernière chez les sujets soumis à son action. Enfin, ces affections ont une marche presque invariablement déterminée; et la thérapeutique n'exerce qu'une influence douteuse sur leur durée, en quelque sorte fatale. Si l'on ajoute à ces divers caractères cliniques, que l'exanthème affecte la forme disséminée, on aura sommairement l'exposé exact des phénomènes distinctifs de ces trois pyrexies contagieuses, en tant que genre.

Eh bien! voilà que la *fièvre typhoïde*, en cela semblable au *typhus*, présente à l'observateur attentif et impartial les mêmes caractères. Elle affecte indistinctement les deux sexes, et plus spécialement les jeunes sujets. Généralement et presque sans exception, elle n'attaque le même individu qu'une seule fois dans le cours de la vie. Elle offre, dans ses symptômes propres, tous les caractères d'une véritable intoxication de ce fluide. Elle présente dans son cours, un exanthème rosé, qui n'est propre qu'à elle et au *typhus*, et qui, sans doute, peu abondant et facilement méconnu, quand on ne le cherche pas, est quelquefois d'une extrême confluence. Elle suit une marche constante, sur laquelle, sauf l'identité plus ou moins grande des phénomènes morbides, et surtout des symptômes de réaction, la thérapeutique reste à peu près également sans effets tranchés, et incontestablement efficaces, quel que soit le système de médication qu'on ait voulu produire. En définitive, la *fièvre typhoïde* réunit tous les caractères distinctifs que nous avons reconnus aux trois pyrexies exanthémateuses qui sont incontestablement contagieuses. L'analogie n'induit-elle pas à conclure tout naturellement qu'elle aussi doit être contagieuse?

b. Voyons maintenant si cet argument a pour lui la sanction des faits. Or, ces derniers peuvent être distingués, 1° en faits qui prouvent directement le caractère contagieux de la *fièvre typhoïde*; 2° en faits qui combattent l'hypothèse de la contagion.

1°. *Faits positifs.* Si une ville, un village, une famille, étaient précédemment exempts de toute maladie semblable, par exemple, à la *fièvre typhoïde;* si chacun des habitans de cette ville, de ce village, si chacun des membres de cette famille, jouissait d'une santé parfaite jusqu'au moment où arriverait au milieu de la population, au sein de la famille, un individu atteint de cette même affection, et que consécutivement, et toujours suivant la succession des rapports des divers sujets les uns avec les autres, il vînt à se déclarer une *fièvre typhoïde;* en dépit de tout esprit de système, la logique des faits bien observés, plus rigoureuse que celle de l'école, prononcerait hautement qu'il y a eu contagion, que la maladie du premier sujet a été contagieuse. Or voilà que M. Leuret, alors médecin à Nancy, nous fait connaître les faits suivans, qui ont établi sa conviction sur la transmissibilité de la *fièvre typhoïde* par le contact.

Un militaire réformé de l'armée d'Espagne, venant d'une garnison où, selon lui, règnent des fièvres graves, arrive dans son village, après une longue route, et tombe malade chez ses parens, d'une affection caractérisée par de la fièvre, des vomissemens et du dévoiement. Son père, sa mère, ses deux sœurs, deviennent successivement malades peu de jours après. Huit autres personnes, habitant la même maison, le deviennent également; toutes ont beaucoup de fièvre, du délire, de la surdité, la bouche sèche, fuligineuse, une soif vive, du dévoiement. Cinq autres malades du voisinage présentent les mêmes symptômes. Il est évident qu'une maladie, toujours la même, a éclaté au milieu de ces familles, et cette maladie, jusqu'à présent, offre la plus grande analogie de symptômes avec la *fièvre typhoïde.* Mais continuons l'exposé des faits. Un fils de la première famille vient, à cette époque, passer quelques jours chez ses parens; il y contracte bientôt une *fièvre typhoïde*, à laquelle il succombe dans l'hôpital de Nancy, où on le transporte, et l'ouverture de son cadavre fait reconnaître à M. Leuret l'altération caractéristique des plaques elliptiques et des follicules disséminés de l'intestin grêle, l'affection concomitante des ganglions mésentériques, l'augmentation de volume et la friabilité de la rate. Un homme placé dans un lit voisin, pour une fièvre tierce simple, contracte bientôt la *fièvre typhoïde*, à laquelle il succombe, et la nécropsie met en évidence les mêmes altérations anatomiques. D'un autre côté, une jeune sœur du premier de ces malades avait été également portée à l'hôpital; elle y transmet sa maladie à la femme de service qui lui donne des soins. A la même époque encore, de trois médecins chargés d'aller constater l'état des choses dans le village où la maladie s'est déclarée, l'un d'eux, le plus jeune des trois, tombe bientôt malade, et éprouve une *fièvre typhoïde* légère. (*Archives gén.*, *t.* 18, *p.* 161.) Si l'on refusait d'admettre avec M. Leuret, que la maladie du militaire revenu dans ses foyers en 1828, a été la cause unique et directe de la transmission successive de la *fièvre typhoïde* parmi tant d'individus, où irait-on chercher la source de l'épidémie, dans un village situé au milieu d'une plaine, ayant des rues larges, des habitations saines, ne présentant aucune cause spéciale d'insalubrité, et où la santé générale de la population était dans des conditions satisfaisantes jusqu'au jour de l'arrivé du soldat réformé? Comment des causes de maladie sont-elles nées, se sont-elles subitement développées à cet instant précis, uniquement au sein des familles qui ont eu des rapports intimes avec le malade? Qu'a à revendiquer ici la théorie des foyers d'infection? D'ailleurs, l'hôpital de Nancy n'est pas devenu subitement plus insalubre, pour avoir reçu le fils de la première famille, ainsi que sa sœur, et cependant l'un a transmis sa maladie à son voisin de lit, l'autre à la femme de service. C'est ainsi que le *typhus* de nos armées se transmettait des soldats malades à leurs hôtes, dans les villes d'Allemagne, de Bourgogne, aux médecins, aux sœurs, aux gens de service dans les hôpitaux. Prévenons, à ce sujet, une objection plus spécieuse que solide, qui pourait nous être faite. Les médecins qui ne croient pas à la contagion de la *fièvre typhoïde*, ne nient pas celle du *typhus*. Peut-être seraient-ils tentés d'attribuer l'épidémie observée par M. Leuret, au *typhus* même, que le soldat revenu d'Espagne, aurait rapporté dans sa famille, et se fonderaient-ils sur la symptomatologie, qui a été la même que celle du *typhus*, et sur les altérations anatomiques, qui se sont trouvées semblables à celles qu'on rencontrait dans les cadavres à Dantzick, à Sarragosse, à Gaëte, à la Salpétrière. Mais alors, nous leur demanderions en quoi la *fièvre typhoïde*, si manifestement décrite par M. Leuret, différerait du *typhus;* ils seraient forcés de reconnaître que ces deux affections ne sont qu'une seule et même maladie; mais, comme le *typhus* est incontestablement contagieux, à la manière des fièvres éruptives, force leur serait de conclure avec nous que la *fièvre typhoïde* a été contagieuse dans cette maladie de Nancy. Mais continuons l'exposé des faits.

Un homme et sa femme, âgés l'un et l'autre de 30 ans, et leurs deux enfans âgés de 7 et de 9 ans, avaient éprouvé une *fièvre typhoïde* dans leur village. Une jeune fille âgée de 17 ans contracte la maladie en les servant, et va se faire soigner dans son propre village, assez distant du premier, avec lequel aucune communication directe n'avait lieu, de la part des habitans du second. Bientôt, la mère de cette jeune fille, âgée de 40 ans, sa sœur de 22, et un enfant de 5, contractent la même affection, en soignant la jeune malade. (M. Gendron, *Archives*, *t.* 20, *p.* 199.) Ces derniers habitaient une maison isolée, dans un lieu élevé. Ils jouissaient tous d'une santé parfaite, lorsque leur jeune parente arriva chez eux, et bientôt ils tombent successivement malades d'une affection toute semblable à celle que cette jeune fille avait contractée auprès de ses maîtres. La contagion seule de la *dothinentérie* (*fièvre typhoïde*) peut expliquer un semblable événement. Le lieu est sain; les conditions générales de nourriture, de vêtemens, restent les mêmes;

mais ces bonnes gens « se sont successivement relevés, pour donner des soins à la malade qui leur était arrivée. » Que servirait-il de venir parler ici de la formation d'un foyer d'infection? La maladie de la jeune fille était contagieuse, et tout s'explique.

Un enfant venait de mourir d'une *dothinentérie* dans une maison isolée, d'une commune rurale; son père tombe bientôt malade. La fille de ce dernier, âgée de 20 ans, quitte, à cette nouvelle, ses maîtres qui habitent un village éloigné, pour venir lui donner des soins. Après quatre ou cinq jours, elle retourne chez ses maîtres, et, dès le lendemain de son arrivée, elle est atteinte de la même maladie, pour laquelle elle est envoyée à l'hôpital de Château-du-Loir, où elle succombe après avoir communiqué la maladie à une religieuse, âgée de 29 ans, qui la soignait. Bientôt, sa maîtresse, qui, pendant quelques jours, lui avait donné des soins, contracte elle-même une maladie semblable. Peu de jours après, la fille de cette même femme, âgée de 5 ans, tombe malade à son tour; puis un jeune domestique, âgé de 12 ans. Celui-ci est renvoyé à ses parens, qui demeurent dans un village, dont tous les habitans jouissent, dans le moment, d'une parfaite santé. Le jeune malade meurt huit jours après son arrivée. Sa mère, âgée de 38 ans, qui lui a prodigué ses soins, devient malade, et échappe à grand'peine à la mort, après une maladie grave et une convalescence pénible. Avant qu'elle soit rétablie, le mari, du même âge, est affecté à son tour, et succombe le 20e jour; mais déjà son fils, âgé de 14 ans, et deux filles, l'une de 8 et l'autre de 10 ans, sont pareillement atteints de la maladie, qui est ainsi venue porter la désolation au milieu de cette famille infortunée. « Il n'y avait pas d'autres malades dans l'endroit, nous dit M. Gendron, et les gens des environs, dès l'arrivée du premier malade, avaient à peine rendu de courtes visites à cette famille. » Si la maladie, qui a fait tant de victimes parmi les membres de cette dernière, avait été la rougeole, la scarlatine ou la variole, personne ne s'en étonnerait, et chacun se dirait que ces affections sont essentiellement contagieuses.

Pourquoi ne pas faire une même réponse, quand il s'agit de la *fièvre typhoïde?* Mais voyons encore des faits.

Dans un village, situé sur un plateau élevé, dominant de toute part des plaines étendues, dont les maisons sont propres, les rues larges, les habitans, en général, au dessus du besoin, une jeune fille de 22 ans éprouve une *fièvre typhoïde*. Pendant sa maladie, sa mère, qui lui avait donné des soins, est atteinte de la même affection, et succombe dans le cours du 4e septénaire. Une seconde fille vient d'un village voisin, s'établit auprès d'elle, lui rend les derniers devoirs, lave le linge et les effets qui lui ont servi, et retourne dans son village, où elle meurt, cinq semaines après, de la *dothinentérie*. Son fils, âgé de 7 ans, qui était resté chez elle, et par conséquent, n'avait pas eu de communication avec les deux premières malades, contracte la même affection, quelques jours après la mort de sa mère. On le conduit chez son grand-père maternel; il n'y avait alors aucun malade dans le village. L'enfant ne reçoit de visites que de sa grand'mère du côté paternel, femme âgée de 60 ans. Quand la maladie reparaît au bout de quelque temps, c'est cette même femme qui en est la première affectée. Deux de ses filles, qui, se relèvent auprès d'elle, dans les soins qu'elles lui donnent, sont bientôt atteintes de la même maladie que leur mère. La première, qui habite une maison peu distante du village, communique sa maladie à son propre mari et à son enfant, âgé de 6 ans; tous les trois en guérissent. La seconde fille, âgée de 34 ans, venue d'une lieue de là, meurt au 21e jour, dans son village, sans communiquer sa maladie à personne. Cette fois encore, la transmission de la maladie, par suite des communications successives entre les membres d'une même famille, est de toute évidence: la *fièvre typhoïde* s'est incontestablement montrée contagieuse. Les non-contagionistes les plus déterminés pourraient-ils nous parler de foyer d'infection, quand le village est bien situé, que les rues en sont larges, les habitations saines, la population au dessus du besoin; quand surtout, on voit ce prétendu foyer, limité, sans doute, autour de chaque nouveau malade, voyager constamment avec ce dernier, et multiplier ainsi ses effets dans chaque nouvelle résidence? Une maladie contagieuse procéderait-elle autrement dans sa manière de se propager?

Dans un autre village, formé d'une grande rue principale, et divisé en partie haute assez salubre, et en partie basse plus humide, à cause du voisinage de la rivière du Loir, un homme de 40 ans, dans la partie haute, est atteint d'une *fièvre typhoïde*, sans qu'on puisse en trouver l'origine. Tous les membres de sa famille sont affectés successivement, et reçoivent des soins d'une famille voisine, dont, à l'exception du père, tous les membres sont ensuite atteints de la même maladie. L'affection se propage ainsi pendant trois mois dans les deux familles. A cette époque, une jeune fille de 16 ans, domiciliée dans la partie basse du village, vient travailler en journée, non chez les personnes actuellement malades, mais chez celles qui leur donnent des soins, et elle devient la première malade de la partie basse. Après elle, tombent successivement malades, son frère, âgé de 18 ans, sa sœur, de 12, son père, de 40, et sa mère, de 38. De cette maison, l'affection se propage parmi les voisins et les parens qui y faisaient d'obligeantes visites. Il y eut, en quelques mois, 34 malades, dont six moururent. Lorsque la maladie éclata parmi les habitans de la partie basse du village, une inondation du Loir avait donné lieu à beaucoup d'humidité. Serait-il logique de trouver dans cette circonstance un rapport de causalité avec la manifestation d'une maladie qui n'a affecté que les personnes qui ont eu des rapports avec la jeune ouvrière, quand on songe que celle-ci avait, avant l'inondation, contracté sa maladie en fréquentant des individus de la partie haute, qui en éprouvaient, successivement les uns après les autres, une semblable depuis quelques mois? Non, sans doute; mais la jeune fille est allée prendre la *fièvre typhoïde* chez les malades de la partie haute, pour la porter au sein de sa famille, dans la partie basse, comme elle l'eût fait pour la rougeole. La *fièvre typhoïde* s'est donc montrée contagieuse dans cette circontance. L'humidité, suite de l'inondation, aurait occasioné la diarrhée chez l'un, des coliques chez l'autre, une bronchite chez un troisième; au lieu de cela, la maladie que la jeune personne est allée contracter auprès des habitans de la partie haute atteints d'une *fièvre typhoïde*, est restée telle chez tous ceux auxquels elle l'a transmise plus tard dans la partie basse; l'inondation y est demeurée complétement étrangère.

Huit ans après cette épidémie, une domestique âgée de 17 ans, habitant la maison de la partie basse la plus éloignée de la rivière, tombe malade, et succombe en peu de jours à une *fièvre typhoïde*. Dans la même maison, existe une école de jeunes enfans. Une des élèves, âgée de 12 ans, est bientôt affectée de la même maladie, ainsi que ses deux sœurs, plus jeunes qu'elle. Leur père, homme grand, robuste et sobre, domicilié à peu de distance du Loir, est atteint un peu plus tard, et succombe au 30e jour. Un voisin, sa femme, ses deux fils, tous amis de ce dernier, lui ayant porté assistance, contractent tous la même maladie, et ne se rétablissent qu'après plusieurs semaines. Plusieurs autres enfans de la même école, et quelques adultes, principalement dans la rue basse, sont atteints successivement. En quatre mois, sur 18 malades, il en succombe 6. Dans les quatre mois suivans, il n'y a plus que quelques malades isolés, dans des maisons séparées les unes des autres, et plus ou moins distantes du village. Alors un enfant tombe malade dans ce dernier endroit, et guérit, après quelques semaines; sa grand'mère, âgée de 50 ans, contracte ensuite la même affection, à laquelle elle succombe. C'était au commencement de novembre; dans le même mois une voisine est également atteinte, et en décembre, une jeune fille est la dernière personne de la commune, sur laquelle la maladie ait été observée. Quelle qu'ait été l'origine de l'affection de la première malade, il est évident que c'est d'elle qu'ont pris la *fièvre typhoïde* les trois petites filles, qui l'ont portée à leur père, lequel l'a ensuite transmise à ses voisins, au nombre de quatre, qui sont venus le soigner. Chez tous, c'est la même affection qui se déclare, maladie ayant un caractère spécifique. En serait-il de même si la cause de la maladie, ainsi répandue dans l'endroit, devait être trouvée dans l'humidité, l'abaissement du sol? Ecoutons, à cet égard, M. Gendron, qui nous a fourni la relation détaillée de cette épidémie et des précédentes. « J'ai cherché à reconnaître les causes des épidémies qui se sont succédé avec tant d'opiniâtreté dans les environs de Château-du-Loir. Faisant l'application des règles de l'hygiène aux lieux que j'ai parcourus, j'ai accusé tour-à-tour l'air atmosphérique, l'eau, les alimens, la réunion quelquefois trop considérable d'individus pour l'étendue des maisons; celles-ci, mal exposées, ayant pour voisinage des mares d'eau que le soleil avait desséchées, ou les fumiers dont les exhalaisons putrides pouvaient trop facilement compromettre les santés les plus robustes. Mais bientôt je vis toutes les conditions d'infection manquer dans des lieux où l'épidémie n'était pas moins meurtrière. Souvent, privé de renseignemens sur le premier malade de l'endroit, ne pouvant constater une première cause contagieuse, j'étais encore condamné à ne voir qu'un foyer d'infection dans les hameaux où la *dothinentérie* se répandait de maison en maison. Cette transmission pourtant, et mes confrères l'observaient comme moi, suivait des règles assez constantes. Ainsi, lorsqu'un individu était atteint de la *dothinentérie*, tous les membres de la famille en étaient pris successivement. Si cette famille recevait des soins de parens logés à l'extrémité du hameau, ceux-là, plus que les proches voisins, étaient exposés à rapporter chez eux la *dothinentérie ;* de telle sorte que des familles entières étaient frappées. J'acquis enfin la preuve que la *dothinentérie* peut être transportée d'un foyer d'infection dans un lieu tellement éloigné, que l'on ne peut soupçonner les mêmes influences délétères dans les deux endroits. Une fois dégagé de cette routine hygiénique, qui va rechercher dans des fantômes les causes d'une épidémie, j'ai trouvé que la cause réelle était, le plus souvent, une transmigration de la maladie de hameaux à hameaux, de villages à villages, transmigration sans cesse renouvelée par des visites imprudentes, et qui peut être méconnue, ou parce que le premier malade n'a pas appelé de médecin, ou parce que le médecin ne s'est pas informé quel a été le premier malade, et quelles ont été ses relations. (*Mémoire cité. Archives gén., t.* 20, *p.* 185.)

Quelques jeunes enfans de ce même village venaient d'éprouver une *fièvre typhoïde;* une domestique âgée de 30 ans, qui est restée pendant quelques semaines auprès d'eux, contracte la maladie; sa mère vient la chercher, et la conduit, en charrette, dans un hameau situé à plus d'une lieue de là, dont les habitans n'ont aucune relation avec ceux du village. Ce hameau, composé de six maisons, est dominé presque de toutes parts par des terres ensemencées. Quelque malsaine qu'on veuille supposer cette position, dit M. Gendron, les habitans de l'endroit n'avaient jusque-là rien offert d'extraordinaire, soit par la nature, soit par le nombre de leurs maladies; ils étaient au nombre de 18. La fille malade arrive; trois semaines après, sa mère tombe malade, et reçoit les soins de quelques voisines. Bientôt, l'une de ces dernières, âgée de 51 ans, s'alite pour 40 jours, et successivement sont malades dans la maison, son mari âgé de 53 ans, qui succombe dans le 4e septénaire, son fils de 17, qui meurt le 21e jour, deux filles, de 15 ans et de 10 ans, qui, emmenées à une demi-lieue de là, ne communiquent leur maladie à personne. La seconde femme, âgée de 47 ans, s'alite pour 5 semaines; dans sa maison, sont successivement malades, un fils de 11 ans, qui guérit après 6 semaines; une fille de 16 ans et demi, qui meurt dans le 4e septénaire; un enfant de 8 ans qui guérit; une fille de 13 ans, venue d'un village voisin, pour visiter sa mère, et qui, de retour chez ses maîtres, tombe malade aussi, mais guérit, après six semaines, sans communiquer sa maladie à personne.

Une fille de 18 ans n'a de rapports qu'avec les garde-malades; mais ces rapports sont fréquens. Elle tombe malade elle-même, et n'est complétement rétablie qu'au 40e jour. Sa mère, âgée de 52 ans, la soigne, et contracte la maladie, qui est longue et pénible. Sa sœur, âgée de 27 ans, en est atteinte aussi, et succombe au 11e jour ; la forme de la maladie était ataxique. Vers la fin de l'épidémie, qui dure quatre mois, de quatre journaliers, qui viennent travailler chez la mère des derniers malades, trois contractent la *fièvre typhoïde*, l'un meurt, après trois semaines, à une demi-lieue de là, où est son domicile ; le second guérit à la longue, sans que ni l'un ni l'autre ait communiqué la maladie à personne ; le troisième, âgé de 42 ans, qui demeure dans une ferme placée sur un terrain élevé, est forcé de s'aliter pendant 24 jours. Sa femme, âgée de 41 ans, et ses trois enfans, de 4, 7 et 8 ans, qui n'avaient eu aucune communication avec les habitans du hameau, sont tous atteints de la même affection, qui dure plusieurs semaines. (*Archives*, *t.* 20, *p.* 361 *et suivans.*)

Un jeune garçon de 15 ans a une *fièvre typhoïde*, dans un hameau de quatre maisons, situé dans une plaine. Son père et sa mère, qui ont éprouvé cette maladie, l'un dans son enfance, l'autre deux ans auparavant, ne la contractent pas de nouveau ; mais bien une jeune domestique, qui va mourir chez ses parens, et sept voisins qui se succèdent dans les soins assidus qu'ils donnent au jeune malade ; puis, trois autres, qui la gagnent de ces derniers. La mère de l'un de ces derniers malades vient soigner sa fille ; puis, de retour chez elle, elle est atteinte d'une *fièvre typhoïde* grave : il n'y avait alors aucune malade dans l'endroit. Bientôt, dans sa famille et ses voisins, onze sujets tombent malades, et 4 succombent, toujours à la même affection. Ce sont 4 femmes ; on en compte encore 5 parmi les sujets qui guérissent. « Il n'est pas étonnant, dit à ce sujet M. Gendron, qu'une épidémie attaque plus particulièrement les femmes, qui, en général, donnent plus que les hommes des soins assidus aux malades. » (*Archiv.*, *t.* 20, *p.* 373.)

Une épidémie s'était manifestée parmi les élèves de l'Ecole de Saumur, ville où cette maladie (la *fièvre typhoïde*) régnait depuis quelque temps. « De 28 élèves, qui sont allés en vacance chez leurs parens, et qui y sont tombés malades gravement, 8 l'ont communiquée ; entre autres, l'un d'eux, qui l'a transmise à sa sœur ; celle-ci à sa femme de chambre, et cette dernière à une amie qui venait la visiter. » (*Archiv.*, *t.* 21, *p.* 70.) Quelle qu'ait pû être la source de l'épidémie qui a régné à Saumur, et a pénétré dans l'école de cavalerie de cette ville, toujours est-il que les élèves qui sont tombés malades chez leurs parens, ont communiqué aux assistans la même affection; et qui pourrait, dans cette circonstance, nier la transmission, la contagion proprement dite? Parler de foyers d'infection ainsi ambulans et disséminés, « c'est recourir à des fantômes, » selon l'expression de M. Gendron. La *fièvre typhoïde*, qui est contagieuse, s'est communiquée aux sujets sains, comme en pareille occurrence, la rougeole l'aurait fait; la contagion est évidente dans l'un des cas comme dans l'autre.

Le domestique d'un grand propriétaire va, à deux lieues du château de son maître, visiter un de ses parens qui est affecté de *fièvre typhoïde*, et peu de temps après son retour, il est atteint lui-même de cette maladie. La nourrice de l'enfant du maître du château vient visiter le malade, et reçoit de lui le principe de cette maladie ; qui, chez elle dure 40 jours ; celle du domestique n'est terminée qu'au 30e jour. (*Mémoires de M. Bretonneau*, *p.* 73.) En même temps, une femme du bourg, chargée de laver et de lessiver le linge de ce dernier ; mais n'ayant eu aucune communication directe avec les deux malades, se plaint d'avoir été fortement incommodée par l'odeur du linge qu'elle a blanchi, et 6 jours plus tard, une céphalalgie intense, précédée de frissons, et accompagnée de vertiges, marque l'invasion de la *fièvre typhoïde*, au danger de laquelle cette femme avait à peine échappé au 36e jour (*même mémoire*, *p.* 75). Certes, voilà bien encore la marche d'une maladie contagieuse ; il n'y a pas à invoquer l'existence d'un foyer d'infection, pour expliquer la transmission de la maladie. La manifestation de celle-ci suit immédiatement, et d'une manière directe, les rapports successifs que les divers individus ont les uns avec les autres ; et comme le château, le régime alimentaire, les conditions de la vie, rien, en un mot, n'a changé depuis l'instant où le domestique est tombé malade, après une visite faite hors du château, à un de ses amis ; que la propreté, la pureté de l'air, n'ont pas manqué ; qu'il n'y a pas eu d'encombrement possible, il ne reste que l'hypothèse de la contagion, pour expliquer, d'une manière satisfaisante, l'extension de la maladie à la nourrice, et de celle-ci à une femme de journée, avec cette remarquable circonstance, que la transmission a eu lieu chez cette dernière par l'intermédiaire des linges de corps, draps, etc., qui avaient servi aux deux premiers malades, sans que cette femme, nous dit M. Gendron, ait eu même communication directe avec eux; nouvelle circonstance qui donne à la *fièvre typhoïde* un degré de plus d'analogie avec le *typhus*, et rappelle l'extension de cette dernière affection aux ouvriers de Gand dont a parlé Pringle, qui travaillaient à raccommoder de vieilles couvertures dont s'étaient servis des malades atteints du *typhus*.

Pendant l'été de 1833, la petite ville d'Andlau, dans le canton de Barr, département du Bas-Rhin, avait été le théâtre d'une épidémie de *fièvre typhoïde*, qui y avait fait beaucoup de victimes. A peine la maladie y avait-elle cessé, qu'elle s'est propagée dans les communes environnantes, et notamment dans celle de Stolzheim, pendant les mois de novembre et décembre 1833, et janvier 1834, où elle régnait sur un petit nombre de sujets seulement, lorsque le docteur Mistler y fut envoyé par l'autorité administrative. Selon ce médecin, la *fièvre typhoïde*, non contestable, qu'il a observée dans cette commune, se serait transmise par voie de contagion. C'est ainsi qu'au moment où il n'y avait pas de malades dans le village de Stolzheim, un homme étant allé à Andlau, où la *fièvre typhoïde* était épidémique, et y ayant fréquenté une maison où se trouvaient plusieurs malades, avait, à son retour, éprouvé une *fièvre typhoïde*, avec prédominance des phénomènes ataxiques. Un autre homme avait fait un semblable voyage, dans des conditions analogues, et le même résultat avait eu lieu. Enfin, une petite fille, que ses parens avaient également envoyée à Andlau, chez un oncle, dans la maison duquel il y avait des malades, revint chez elle, au bout de quelques jours, avec les symptômes « *d'un violent typhus* » qui se communiqua successivement à la sœur aînée de cette petite fille, à ses frères et à sa mère. (*Gazette médicale*, 1834, *p.* 422.)

Nous ne relèverons pas ici la singularité de l'expression de « *violent typhus*, » que M. Mistler a employée pour caractériser la maladie dont a été atteinte la petite fille devenue malade à la suite d'un séjour de quelques jours dans une maison où existaient des malades affectés de *fièvre typhoïde*. En effet, cette variation dans la dénomination assignée à la maladie dans les deux cas, prouve seulement ce que nous avons entrepris de démontrer depuis le commencement de ce travail, que le *typhus* et la *fièvre typhoïde* sont si identiquement une même affection, que les deux dénominations viennent indifféremment se placer sous la plume des observateurs impartiaux, qui ne semblent se déterminer dans le choix qu'ils font de l'une ou de l'autre, que par la considération du degré de gravité plus ou moins grand que présente un cas donné. Aussi, tandis que l'affection, qui régnait dans la commune de Stolzheim, recevait généralement la dénomination de *fièvre typhoïde*, à cause de son peu d'intensité, le caractère « violent » de la maladie, chez la petite fille, déterminait l'emploi du mot *typhus*, par lequel M. Mistler désignait une série toute semblable de symptômes. Quoi qu'il en soit de cette remarque, qui tend à la solution de la question principale agitée dans ce travail, examinons le fait sous le rapport de la contagion.

Il n'existait pas de malades parmi les parens de la petite fille domiciliés à Stolzheim, lorsque cette dernière est envoyée chez un oncle, à Andlau, où la *fièvre typhoïde* règne épidémiquement. Dans cette dernière maison, il y a plusieurs personnes malades, et, après quelques jours passés au milieu d'elles, la petite fille tombe malade à son tour, et est alors renvoyée chez ses parens, ayant « un *typhus violent*, » ou une grave *fièvre typhoïde*; et c'est après que sa famille lui a prodigué tous les soins qu'exige un état aussi dangereux, que sa sœur tombe malade d'abord, puis ses frères, les uns après les autres, et enfin sa mère. Il serait bien difficile de se refuser à admettre que la petite fille, qui est allée à Andlau prendre la maladie épidémique qui y régnait, l'a ensuite rapportée au sein de sa famille, dont les divers membres en ont été successivement affectés. Nous savons bien que les infectionnistes expliqueront le premier fait, en disant que la petite fille est allée se plonger dans un foyer d'infection existant à Andlau, ce qui l'a fait tomber malade, et que, de retour chez ses parens, elle a, à son tour, donné lieu à la formation d'un nouveau foyer d'infection, dont les effets se sont fait sentir ensuite à tous les membres de la famille; mais nous savons aussi que si, au lieu de la *fièvre typhoïde*, dont la contagion est en question, c'eût été la rougeole, dont personne, sans doute, ne songe à nier la contagion, qui eût régné à Andlau, et dont eussent été affectées plusieurs des personnes logées chez l'oncle de la petite fille, et que celle-ci, y étant allée passer quelques jours, eût contracté cette même maladie, que, de retour chez elle, elle eût transmise à sa sœur, à ses frères, et enfin à sa mère; personne assurément n'aurait été invoquer l'existence d'un prétendu foyer d'infection, pour expliquer la propagation de la maladie, autrement qu'en disant que le principe virulent et miasmatique de la rougeole, répandu autour des sujets malades, qui en étaient la source, avait agi sur les assistans jusque-là restés sains; en d'autres termes, qu'ils avaient contracté la rougeole par contagion, en fréquentant les rubéoleux. Pourquoi donc n'en serait-il pas de même de la *fièvre typhoïde*, quand les conditions du fait sont les mêmes, quand la succession des phénomènes de transmission est semblable?

Aussi ne saurions-nous taire l'étonnement que nous inspire

l'exposé suivant des causes assignées par notre observateur à la maladie, « qui, dit-il, a été contagieuse. » Selon lui, la cause de l'épidémie qui s'est manifestée à Stolzheim se trouve dans la situation de ce village, dont la position est plus basse que celle des communes voisines, et dont les maisons sont, en général, humides, par l'effet d'une rivière, à cours peu rapide, qui traverse l'endroit dans toute son étendue. « En second lieu, dit M. Mistler, cette rivière vient d'Andlau, d'où elle aura probablement amené le germe de la maladie. » Mais la rivière d'Andlau a, de tout temps, parcouru toute l'étendue du village de Stolzheim ; de tout temps aussi, le pays a été humide et situé dans un vallon. Par quelle fatalité, chez des habitans généralement aisés et occupés aux travaux des champs, la situation topographique et le cours de la rivière ont-ils attendu, pour faire naître, ou pour « amener » dans ce village, une maladie épidémique, qu'il régnât à Andlau, avec lequel les communications avaient lieu de tout temps, une affection grave, tellement semblable à une autre maladie reconnue pour contagieuse, que M. Mistler en a imposé le nom à la maladie de la petite fille, en l'appelant un *typhus violent*? N'est-il pas plus conforme à la logique et à l'observation des faits, de mettre de côté la situation topographique du village, et la rivière venant d'Andlau, et de reconnaître qu'une maladie contagieuse existant dans cette dernière ville, les communications de ses habitans malades avec les habitans sains de Stolzheim, ont fait contracter la maladie par ces derniers ; autrement dit, que la *fièvre typhoïde* s'est montrée contagieuse en cette circonstance? Du reste, M. Mistler nous apprend que deux autres sujets, qui étaient allés, comme la petite fille, à Andlau, y ont également contracté la maladie régnante, et cette fois encore, ils ont eu « une *fièvre typhoïde* grave. » De bonne foi, qu'est-ce qu'ont à réclamer dans la maladie de ces deux hommes, et la situation du village dans un vallon humide, et le cours de la rivière? Seulement, comme le silence de M. Mistler donne à penser que ces deux hommes n'ont communiqué leur maladie à personne dans le village de Stolzheim, les preuves de la transmission successive de la *fièvre typhoïde* ne sont pas aussi nombreuses que dans le cas de la petite fille. Quoi qu'il en soit, pour compléter ce qui concerne cette épidémie, disons que, sur 60 malades, il n'y eut que 2 morts; résultat vraiment bien remarquable, que notre observateur croit devoir attribuer surtout à l'emploi qu'il a fait universellement des lotions d'eau froide aiguisée par le vinaigre, et d'une potion où entraient les eaux distillées aromatiques et l'élixir acide de Haller. Il a vu chez tous les malades, qui, généralement, avaient de 12 à 30 ans, sans distinction de sexes, « un effort critique par les sueurs amener une solution heureuse de la maladie. » M. Mistler ignorerait-il que le phénomène de la sueur se manifeste également sous l'influence des traitemens les plus opposés ?

Quand il s'agit de prouver un fait controversé, on ne saurait apporter trop de sévérité dans le choix des preuves. Aussi, présenterons-nous avec moins de confiance la relation suivante, qu'a publiée M. Ruef, d'une épidémie de *fièvre typhoïde*, qui a régné à Bischofsheim, commune du département du Bas-Rhin, dans les mois d'août, septembre et octobre 1832. (*Gazette méd.*, 1834, *p.* 27.)

L'endroit où a sévi cette maladie est situé sur le revers et au pied d'une colline très-fertile, et semble être un lieu très-salubre; les rues, en général, sont très-propres et bien aérées, les maisons assez bien tenues; les habitans y vivent simplement, et dans une certaine aisance. Une cause a pu, selon M. Ruef, ne pas être étrangère au développement de l'épidémie; c'est la position du cimetière situé au centre même du village, dans le quartier le plus populeux, et l'on a pu remarquer que c'est dans les maisons qui environnent ce cimetière de toutes parts, qu'on a observé le plus grand nombre de malades. Une seconde cause supposée délétère, c'est que les tuyaux qui conduisent l'eau aux deux fontaines du lieu, situées l'une au milieu, l'autre au bas de la colline, sont en bois, et à peu de profondeur au-dessous des mares de fumier. Quoi qu'il en aït pu être de l'influence de ces causes, qui n'avaient pas cessé d'exister depuis long-temps sans donner lieu à aucune maladie épidémique, l'affection qui s'est déclarée en 1832, a offert un caractère contagieux, au jugement de M. Ruef, et voici sur quoi il le base : « Née dans la partie supérieure du village, elle s'est étendue, en se propageant de maison en maison, et, le plus souvent, introduite une fois dans une famille, elle frappait plusieurs de ses membres ; » M. Ruef a observé jusqu'à sept malades dans une même maison. Un fait qui milite en faveur de la contagion, c'est que trois personnes étrangères au village, qui y étaient venues pour visiter des parens malades, de retour chez elles, ont été atteintes de l'affection régnante, et deux d'entre elles y ont succombé. Comme on pourrait, à la rigueur, prétendre expliquer la maladie de Bischofsheim par la formation d'un foyer d'infection résultant des émanations du cimetière, et de l'altération de l'eau dans les tuyaux qu'elle parcourt, et comme on pourrait prétendre que les trois personnes étrangères au village, et qui ne paraissent avoir communiqué leur maladie à personne, quand elles ont été de retour chez elles, seraient venues précisément la puiser dans le même foyer d'infection ; cette relation, dépourvue de détails, offre moins d'intérêt que la précédente. Cependant nous observerons qu'à Stolzheim c'était la rivière qu'on accusait d'avoir pu contribuer à la production de l'épidémie de *fièvre typhoïde ;* tandis qu'à Bishofsheim, c'est le cimetière, ce sont les tuyaux des eaux, qui, produisent à leur tour, cette même maladie ; ce qui laisse des doutes sur l'influence réelle de tant de causes diverses sur la production d'une maladie toujours la même, dans ses symptômes caractéristiques, et dans les lésions anatomiques qu'elle laisse après la mort des malades. Enfin la maladie naît dans la partie la plus saine de l'endroit ; elle se communique de proche en proche ; elle affecte successivement tous les membres d'une même famille, et par dessus tout, elle attaque trois individus étrangers au village, qui sont venus y visiter, qui? leurs parens malades ; et, derechef, nous le disons, ils eurent aussi la *fièvre typhoïde!* Au surplus, sur 1800 et quelques habitans, il y en eut 110 qui furent atteints de la maladie, et il en mourut 7, ou un sur 15 $\frac{5}{7}$. En considérant la similitude que cette épidémie de Bischofsheim a présentée avec les épidémies étudiées précédemment, on est naturellement conduit à conclure que, dans ce cas encore, comme dans tous les autres, les causes locales d'insalubrité, en les supposant existantes, n'ont pu avoir qu'une influence bien secondaire sur la production d'une maladie toujours la même; tandis que constamment elle suit les communications des personnes saines avec les malades, et que toujours il y a *fièvre typhoïde*, absolument comme dans d'autres épidémies, il y a constamment rougeole, scarlatine, variole.

Déjà au temps de *Stoll*, on s'était aperçu, à Vienne, que beaucoup de jeunes médecins, qui suivaient le cours de clinique, étaient attaqués de la *fièvre d'hôpital*. On avait même eu le chagrin de voir que plusieurs d'entre eux en avaient été victimes. Cette maladie se manifestait, chez ces jeunes gens, comme chez les malades auprès desquels ils la contractaient, par la prostration des forces, la céphalalgie, et souvent un délire plus ou moins violent, un pouls concentré, faible, fréquent, les soubresauts des tendons, l'éruption rosée caractéristique de ce genre de fièvre, l'état fuligineux de la langue et des dents, la douleur dans l'abdomen, les selles involontaires, en un mot, tous les symptômes de la *fièvre putride*, de la *fièvre nerveuse*, de l'école allemande. Nous avons même déjà dit que *Stoll* lui-même, au début de sa carrière médicale, dans le grand hôpital de Vienne, avait en 1777, contracté une *fièvre putride* qui avait mis ses jours en danger. (*Méd. prat.*, *t.* 2, *p.* 21).

Lorsque le professeur *J. Frank* fut chargé du cours de clinique vers la fin de 1799, plusieurs des jeunes médecins qui suivaient ses visites, furent atteints d'une semblable affection, après avoir fréquemment observé quelques malades qui en éprouvaient les atteintes. Cet illustre professeur, qui donne à l'affection le nom de *fièvre nerveuse* (*Collect. des obs. de méd. prat. par Weikard. Biblioth. german., t.* 3, *p.* 174), nous montre deux jeunes gens de vingt-deux ans, tombant malades à la suite de la fréquentation des malades réunis dans la salle de clinique; puis, un troisième de vingt-trois ans, contractant la maladie après une visite qu'il avait faite à l'un de ses deux amis; ce fut précisément celui qui succomba. Sans doute, l'absence d'ouverture du cadavre ne permet pas de démontrer incontestablement qu'il s'agissait dans cette circonstance de la *fièvre typhoïde;* mais la symptômatologie est celle de cette fièvre; le nom de *fièvre nerveuse*, que lui impose le professeur, est celui qu'elle porte dans les écoles allemandes, et l'esprit judicieux du savant professeur la lui fait rapporter au *typhus*, à la *fièvre d'hôpital*, nouvelle preuve de la parfaite identité des deux affections. Pour en revenir aux considérations qui se rapportent plus directement à notre sujet, nous devons dire que le médecin de Vienne, ne soupçonnant pas le caractère contagieux de l'affection que ses trois jeunes élèves ont contractée auprès des malades qui en éprouvaient une semblable, parle vaguement d'endroits où un grand nombre d'hommes se trouvent renfermés, particulièrement de ceux où, l'air n'ayant pas un libre cours, les exhalaisons animales tendent à s'accumuler; comme si de semblables conditions d'insalubrité existaient dans les salles suffisamment vastes et bien aérées de la clinique de Vienne!... Mais ne peut-on pas demander par quelle singularité, tandis que ces salles de clinique renferment indistinctement des cas de pleurésie, de péritonite, de péripneumonie, de rhumatisme, etc., est-ce toujours la seule *fièvre typhoïde* que contractent les personnes qui les fréquentent, avec ce singulier privilége toutefois que celles qui ont précédemment éprouvé les atteintes de cette affection, ne les ressentent plus à l'avenir, bien qu'elles restent soumises aux mêmes influences?

C'est ainsi qu'à Paris, toujours dans une salle de clinique médicale parfaitement tenue, un jeune étudiant contracte une *fièvre typhoïde* auprès de deux malades, également jeunes, qui en étaient pareillement atteints, et qu'il y succomba, la forme méningo-gastrique qu'avait sa maladie au début, s'étant changée en ataxo-adynamique; et si deux de ses condisciples, qui lui donnèrent leurs soins avec empressement, le firent impunément, nous apprenons que l'un d'eux, M. Guersant, avait éprouvé une maladie semblable à Rouen, avant de venir à Paris, et l'autre, M. Bretonneau, avait, dans son enfance, péniblement échappé à une fièvre à laquelle on avait donné le nom de *putride* (*Archives, t.* 21, *p.* 61). Nous reviendrons plus loin sur cette cause d'immunité contre la *fièvre typhoïde,* dont semblent jouir quelques personnes, malgré la fréquentation des malades dans les hôpitaux.

Toujours est-il qu'il est d'observation journalière, qu'un grand nombre d'étudians contractent, dans les premiers temps de leur séjour dans les hôpitaux, une fièvre continue grave, une *fièvre* dont le nom change selon les époques, mais dont le caractère est essentiellement *typhoïde,* et que c'est exclusivement cette affection qu'ils contractent.

Qui ne sait combien il est fréquent qu'une mère, une sœur, une garde-malade, soient atteintes d'une *fièvre putride* ou *adynamique,* ou *ataxo-adynamique,* après avoir assiduement donné leurs soins à quelque jeune sujet, qui en a éprouvé une semblable? Quel médecin, jouissant pendant plusieurs années de la confiance des mêmes familles, n'a recueilli plusieurs faits semblables? Souvent, pour s'expliquer la manifestation de la fièvre adynamique, ataxique, etc., chez une mère, une sœur, une garde-malade, le médecin se rejette sur les inquiétudes des premières, la fatigue, le défaut de sommeil, le manque d'exercice au dehors, de la seconde; mais comment ne fait-il pas réflexion que les mêmes inquiétudes, la fatigue, le manque de sommeil, ne font pas contracter une péritonite, une péripneumonie, un érysipèle, si telles étaient les maladies des objets chéris auxquels on prodiguait des soins si assidus; tandis que c'est d'une maladie semblable à la leur que l'on est affecté, quand ils sont eux-mêmes atteints d'une *fièvre typhoïde?* Simple observateur des faits, mais plus juste appréciateur de leur portée, le public en trouve une raison toute naturelle : la maladie se gagne, dit-il.

Quand on songe combien peu est satisfaisant tout ce qu'on a coutume d'alléguer comme cause de la *fièvre typhoïde*, dont un si grand nombre de jeunes sujets, nouvellement arrivés dans les grandes villes, et principalement à Paris est affecté, et à laquelle beaucoup succombent chaque année, il semble naturel d'admettre plutôt le caractère contagieux de la maladie qu'ils contractent si facilement, parce qu'ils trouvent dans leur nouvelle condition l'occasion de rapports directs ou indirects avec des sujets qui éprouvent ou ont éprouvé cette même affection.

2° *Faits négatifs.* — Et c'est ici qu'il convient d'examiner les faits négatifs, d'apprécier la valeur des argumens par lesquels on combat l'hypothèse de la contagion.

« On ne sait presque jamais, dit-on, quelle a pu être la source de la maladie de laquelle tel sujet se trouve atteint. »

Cela est vrai ; souvent parce que le contact n'a pas été aperçu au milieu du mouvement continuel et des rapports indéfiniment multipliés qu'ont les uns avec les autres les habitans d'une capitale telle que Paris ; plus souvent peut-être parce qu'on n'a pas convenablement cherché, ou qu'on ne l'a pas fait avec assez de persévérance. Voyons la première de ces deux suppositions.

Si la femme employée à laver le linge de corps et les draps de lit des deux malades avec lesquels elle n'avait eu aucune communication directe, et dont elle aurait bien pu ignorer la maladie, a cependant, après cette lessive, contracté une affection toute semblable, ne peut-on pas admettre que souvent c'est d'une manière médiate que la *fièvre typhoïde* passe, à Paris, d'un sujet malade à un sujet sain? Dans ces *garnis* si malpropres, sur ces paillasses si rarement renouvelées, dans ces draps qu'on ne change assurément pas après le départ d'un ouvrier, d'un manœuvre, qu'une *fièvre typhoïde*, de quelques jours déjà de durée, a forcé d'aller à l'hôpital, ne reçoit-on pas immédiatement d'autres individus de la même classe, jusque-là bien portans, qui peuvent contracter la même affection, en ignorant le fait précédent, comme le fils du jardinier de M. Bretonneau, lequel tomba malade, après avoir passé une heure assis sur le lit d'un jeune garçon à peine convalescent de la *fièvre typhoïde,* qui arrivait d'un village éloigné, où régnait une épidémie de cette affection, et qui était encore couvert des habits qui lui avaient servi de couverture de lit pendant sa maladie (*Arch. de méd., t.* 21, *p.* 73)? Les pauvres gens ne font pas tant d'attention à la propreté du linge de lit, qu'ils ne fassent souvent coucher quelque nouvel individu, dans un lit où a été un malade, sans renouveler les draps. Ils le font bien dans un cas de rougeole, de scarlatine, de variole, maladies bien plus capables de frapper leur attention que la *fièvre typhoïde.* Ce ne sont pas seulement des gens de la campagne qui commettent de pareilles négligences; M. Bretonneau cite une mère, qui, gémissant de voir une de ses filles atteinte d'une *fièvre typhoïde,* se reprochait amèrement l'imprudence qu'elle avait commise, en la mettant coucher prématurément avec sa jeune sœur qui venait d'éprouver elle-même cette maladie (*Archives, t.* 21, *p.* 72). Si la rougeole, le scarlatine, la variole, laissant pendant un certain laps de temps, les convalescens susceptibles de les transmettre, on est exposé à la contagion, sans presque s'en apercevoir, lorsqu'on vient à se trouver éventuellement à côté d'un convalescent dont la peau n'est pas rétablie dans ses conditions normales; ne saurait-il en être de même à l'égard de la *fièvre typhoïde?*

Mais nous avons ajouté que la cause de la *fièvre typhoïde* peut bien échapper, parce qu'on ne la cherche pas assez bien ou avec assez de persévérance. N'arrive-t-il pas tous les jours qu'on méconnaît de la sorte la source où ont été contractées la rougeole, la scarlatine, la variole? Mais qu'est-ce que cela prouve contre la propriété contagieuse dont jouissent ces trois affections? De même, il doit arriver souvent que l'occasion qui a fait contracter par un individu la *fièvre typhoïde,* reste à jamais ignorée, parce qu'on ne cherche pas assez soigneusement à connaître les rapports que le sujet a pu avoir ; et que même ces rapports ne sont jamais connus.

« Tous les jeunes gens qui fréquentent les hôpitaux ne contractent pas la *fièvre typhoïde* pendant le cours de leurs études à Paris. »

Cela est incontestable ; mais qu'est-ce qu'un semblable fait prouve contre la contagion de cette maladie, si quelques uns d'entre eux ont eu, dans le commencement de leur existence, comme M. Bretonneau (*Archives, t.* 21, *p.* 61), une *fièvre putride-maligne*, une *fièvre adynamique*, ou si, comme M. Guersant, comme les huit autres étudians de Rouen (*ibid.*), ils ont éprouvé cette maladie dans quelque hôpital de province, avant de venir à Paris? Ce qu'il importe d'établir, c'est que la *fièvre typhoïde* existe chez beaucoup de sujets dans les hôpitaux de Paris, et que de nombreux élèves en médecine la contractent dans les premiers temps de leurs études dans ces établissemens ; tout comme Stoll lui-même, qui éprouva une *fièvre putride*, en débutant dans le service de l'hôpital de Vienne (*Méd. prat., t.* 2, *p.* 21) ; comme beaucoup de jeunes médecins qui suivaient la clinique de ce grand praticien, et celle de M. J. Frank, furent affectés de la *fièvre d'hôpital*.

« Il est extrêmement rare que les garde-malades soient affectés de *fièvre typhoïde*, en soignant des individus atteints de cette maladie. »

Cela est encore vrai ; mais avec des restrictions qui réduisent à peu de chose cette prétendue immunité dont jouiraient les garde-malades. D'abord, dans les hôpitaux, les gens de service sont fréquemment d'anciens « grands malades » (nom que les sœurs des hôpitaux donnent aux sujets précédemment affectés de cette maladie, sous la forme la plus grave), qui sont restés au service des salles, où plusieurs ont éprouvé, au su de tout le monde, une fièvre continue grave, ou plutôt la *fièvre typhoïde* elle-même. Est-il étonnant, d'après cela, que ces individus restent au milieu des nouveaux malades, sans contracter derechef une maladie qui, dans la presque universalité des cas, n'attaque un même sujet qu'une fois dans le cours de la vie? Dans la pratique civile, on emploie généralement des femmes d'un âge mûr, qui probablement auront eu long-temps auparavant cette maladie, ce dont plusieurs se souviennent effectivement, comme il en est d'autres qui peuvent indiquer l'époque plus récente à laquelle elles ont contracté une *fièvre putride, maligne*, après avoir soigné de jeunes sujets atteints eux-mêmes d'une semblable affection. — D'ailleurs, il arrive souvent aux médecins de la ville de voir une mère, une sœur, tomber malades et éprouver une affection semblable à celle pour laquelle elles ont, pendant trois semaines, un mois, et souvent plus long-temps, donné leurs soins assidus à un fils, à un frère. Nous avons précédemment cité le cas de ce jeune homme de l'école de Saumur, qui, arrivant malade chez ses parens, communiqua la *fièvre typhoïde* à sa sœur, laquelle la transmit ensuite à sa femme de chambre, qui lui avait donné des soins pendant sa maladie (*Archives, t.* 21 *p.* 70). Nous apprenons de Stoll (*Méd. prat., t.* 2, *p.* 191), qu'en 1777, dans une épidémie de *fièvre putride bilieuse* qui régna à Vienne, les servantes, qui étaient auprès des familles malades, contractaient souvent une fièvre d'apparence bilieuse au début, mais qui se changeait bientôt en une maladie grave et pleine de danger.

Du reste, on a remarqué dans les diverses épidémies de *fièvre typhoïde*, comme dans les épidémies de rougeole, de variole, que certains individus paraissent jouir du privilége de pouvoir résister à la contagion; et que, plus communément, d'autres, malgré les rapports multipliés qu'ils ont avec les malades, malgré les imprudences les plus grandes, comme de partager leur lit, n'ayant pas contracté la maladie cette fois-là, en sont atteints plus tard, à la suite d'un court séjour auprès d'un malade. Il ne suffit pas qu'une maladie soit contagieuse pour qu'on la contracte; il faut encore une prédisposition qui manque quelquefois.

Toutefois, il faut bien reconnaître que très-peu de médecins croient à la contagion de la *fièvre typhoïde*. Bien plus, M. Toulmouche, médecin de l'hôpital de Rennes, ayant observé une épidémie de *fièvre typhoïde*, pense formellement que tous les faits tendent à faire rejeter toute idée de contagion. Il n'a pas vu une seule des personnes qui soignaient les malades contracter l'affection régnante; mais il ne nous dit pas quel âge avaient ces personnes, ni s'il s'est assuré qu'elles n'avaient pas éprouvé autrefois une *fièvre typhoïde*. Aussi le fait qu'il rapporte avec le plus de confiance, à l'appui de son opinion, d'un jeune officier qui s'est obstiné à coucher avec une jeune fille, pendant presque toute la durée de la maladie, à laquelle cette dernière a succombé, ne prouve pas autant que le pense ce médecin dans la question agitée. — A la vérité, le plus grand nombre des médecins de la capitale, ne paraît pas avoir jamais abordé vivement la question de la contagion; généralement, et sans plus d'examen, on ne croit pas la maladie contagieuse; mais quelques uns, pressés par les faits qu'ils ont pu observer, semblent hésiter à se prononcer. M. Chomel, cependant, malgré son extrême circonspection, a publié comme fait favorable à l'hypothèse de la contagion, celui d'un jeune homme qui, avant de contracter la *fièvre typhoïde*, avait couché dans un même lit avec un camarade atteint de cette affection à un degré grave (*Leçons de clinique, p.* 181), et il n'hésite pas, comme nous l'avons déjà rapporté, à établir que, si l'identité du *typhus* et de la *fièvre typhoïde* venait à être bien constatée, la contagion de cette dernière serait par le fait même, mise hors de doute (*Leçons, p.* 338), une même maladie ne pouvant pas être à la fois contagieuse et ne pas l'être; bien que la contagion ne s'exerce pas nécessairement dans tous les cas.

Nous n'avons pas invoqué, en faveur de la contagion l'opinion presque unanime des médecins anglais sur cette question, parce que les travaux de nos confrères d'outre-mer nous semblent manquer de précision; qu'il est incertain si le nom de *fièvre* qu'ils imposent à la maladie, doit s'appliquer, dans tous les cas, à l'affection spéciale que, dans l'état actuel de la science en France, nous appelons *fièvre typhoïde*; puisque, d'une part, nous avons vu la surprise de M. Lombard de Genève, quand il n'a pas rencontré, sur deux ou trois sujets qu'il a ouverts lui-même, l'altération anatomique qu'il s'attendait bien à trouver (*Archives*, 2e *série*, *t.* 12, *p.* 83); et que, d'un autre côté, les notes communiquées par le docteur Alisson, professeur de médecine à Édimbourg, laissent subsister beaucoup d'incertitude sur l'exactitude des observations recuillies en Angleterre. En effet, l'auteur regarde l'affection du ventre et la diarrhée presque comme un phénomène exceptionnel. Quelque part, il dit avoir ouvert « quinze » cadavres sur vingt cas de décès, et, plus loin, il parle de « vingt-cinq » ouvertures qu'il aurait pratiquées. Il avoue n'avoir pas cru nécessaire d'examiner le canal intestinal dans toute son étendue, ce qui ne l'empêche pas de prononcer que « dans toutes les autopsies » on ne trouva que sur un seul sujet des traces d'ulcération de la membrane muqueuse intestinale; encore ne rencontra-t-on qu'une seule et petite ulcération; puis, il ajoute, qu'il a vu les ulcérations de la membrane muqueuse « dont on a tant parlé dans ces derniers temps, sur un nombre considérable d'enfans qui avaient succombé à la *fièvre*, mais très-rarement sur les adultes. » (*Journ. hebdom.*, 1828, *t.* 1, *p.* 65, *sur la fièvre épidém. d'Angl.*) De quelle valeur peuvent être de semblables divagations, et des assertions aussi contraires à l'expérience de chaque jour, et aussi opposées les unes aux autres?

En outre, les circonstances graves de misère et d'épuisement des forces qui ont si déplorablement modifié la constitution des malheureux habitans de l'Écosse et de l'Irlande, ont imprimé un tel caractère de gravité à la fièvre épidémique qui, pendant plusieurs années, a ravagée ces malheureuses contrées, que la maladie elle-même semblerait avoir offert les caractères propres et atteint la mortalité même du *typhus des armées;* et puisque la question même de l'identité du *typhus* et de la *fièvre typhoïde* est agitée, il ne serait pas logique, pour parvenir à établir la propriété contagieuse de cette dernière, d'aller en puiser les preuves dans une épidémie de la première de ces deux affections. Nous avons dû n'employer que des faits non contestables, dont on pût déduire des conséquences rigoureuses, et ceux que nous avons cités suffisent bien pour que nous concluïons formellement de tout ce qui a été rapporté jusqu'ici dans ce travail, que la contagion démontrée pour le *typhus*, est, par le fait même, mise hors de doute pour la *fièvre typhoïde*, puisque l'identité des deux affections est bien constatée (*Leçons, p.* 339); mais qu'elle manque souvent de s'exercer, ou le plus communément au moins, ne s'exerce que d'une manière faible, de sorte que l'attention générale n'est pas appelée sur le fait même de la contagion de cette maladie.

CHAPITRE XI. — *Traitement.*

Le traitement des deux affections, considéré 1° dans ce qu'on a fait; 2° dans ce qu'il convient de faire; 3° enfin, dans la prophylactique, va nous présenter encore la plus parfaite uniformité dans les deux cas, sous ce triple point de vue. La raison en est dans cette sentence de Cullen, qui résume toute la discussion : « qu'on ne peut que difficilement assigner les limites qui distinguent le *synochus* (*fièvre typhoïde*) du *typhus*, et que, pour lui, il est même disposé à croire que le premier est produit par les mêmes causes que le dernier, et qu'il n'en est, en conséquence, qu'une variété. » (*Élém. de méd. prat., n°* 69, *t.* 1, *p.* 41.)

§. 1er. *Ce qui a été fait.* Si l'on fait réflexion que les deux affections ont toujours reçu les mêmes noms, et combien est grande l'influence qu'un nom donné à une maladie exerce, même à leur insu, sur la pratique des médecins les plus éclairés, parce qu'il suppose toujours un système tout entier de vues étiologiques et pathologiques sur l'essence de cette affection, et par une conséquence forcée sur la thérapeutique qui lui est applicable; on ne s'étonnera pas que, selon la doctrine médicale le plus généralement adoptée aux divers époques de la science, et selon les théories particulières des médecins appelés à traiter l'une et l'autre maladie, des vues thérapeutiques semblables aient, dans les deux cas, constamment dirigé l'emploi de modifications pareilles. Or, la *fièvre typhoïde* n'est pas une maladie nouvelle, parce que l'attention générale s'est fixée sur elle depuis quelques années; la distinction qu'on chercherait à faire entre elle et le *typhus*, est toute moderne. Baillou, Sydenham, Pringle, Stoll, Quarin, Cullen, etc., les confondant sous la dénomination commune de *fièvre putride*, *fièvre maligne*, *synochus*, et quelquefois de *typhus*, ont vu un état de septicité, de putridité, de malignité, d'asthénie, d'adynamie, d'ataxie, etc., dans l'aspect d'un sang dissous, peu consistant, non coagulé, les taches lenticulaires rosées, la tendance des plaies à la gangrène, la chute profonde des forces musculaires et nerveuses, le désordre dans les actes fonctionnels les plus importans.

Dès-lors, selon les époques diverses de la science médicale, on a successivement conseillé pour l'une comme pour l'autre affection, les alexipharmaques, auxquels on attribuait la propriété de combattre, de détruire, de pousser au dehors, un principe nuisible, septique, putride, malin, développé ou introduit dans l'organisme, et de favoriser les efforts critiques sur les émonctoires naturels de l'économie; — les antiseptiques, contre la tendance à la putridité; — les toniques fixes et diffusibles, pour relever la fibre vivante de l'asthénie, de l'adynamie, dans laquelle elle semblait si évidemment être tombée; — les anti-spasmodiques, les nervins, contre l'état nerveux, contre l'ataxie dans les actes du système de l'innervation, etc., etc.

Si, prenant en considération les symptômes de gastricité qui caractérisent presque toujours le début des deux maladies, des médecins plus rapprochés de nous ont émis l'opinion que les véritables anti-septiques, anti-putrides, étaient les évacuans, tant émétiques que purgatifs, et qu'en débarrassant les premières voies des saburres, des matières biliformes et muqueuses altérées, on en prévenait la putrescence ultérieure, et on empêchait les effets funestes qui devaient en résulter pour l'économie; en un mot, si l'administration des vomitifs, des laxatifs, a constitué, entre les mains d'un grand nombre de médecins du siècle dernier, le principal mode de traitement de la *synoque putride*, en y joignant l'emploi des boissons délayantes, acidulées, légèrement relâchantes, ce mode de traitement a été également appliqué au *typhus* et à la *fièvre typhoïde*.

Quand, dans l'épidémie de Gênes, en l'an VII, le célèbre Rasori crut reconnaître à la maladie un caractère hypersthénique, qui contre-indiquait formellement l'emploi des médicamens stimulans, toniques, et qu'il y substitua l'orangeade, la limonade, les boissons aqueuses, les doux laxatifs, et plus tard, l'émétique à haute dose, à titre de contro-stimulant, ce médecin ne pensait pas non plus qu'il y eût quelque différence fondamentale d'essence, de nature à admettre entre l'épidémie régnante de *fièvre des armées*, avec un exanthème plus prononcé que de coutume, et la *fièvre continue grave, putride* ordinaire.

Lorsqu'au commencement du siècle, les mots fameux d'*adynamie*, d'*ataxie*, furent prononcés par Pinel, des vues thérapeutiques de vitalisme solidiste vinrent remplacer l'humorisme des médecins de l'époque précédente; mais, en définitive, il n'y eut rien de changé dans le choix des agens pharmaceutiques destinés à remplir la nouvelle indication. La *fièvre adynamique, adynamico-ataxique*, fut traitée comme l'avait été la *fièvre putride*; et nous en trouvons la preuve dans les écrits des historiens de nos diverses épidémies de *typhus*, que tous considéraient comme des épidémies de *fièvres adynamique, gastro-adynamique*, *ataxo-adynamique*.

Comme les deux affections revêtent quelquefois dans les premiers temps, et conservent même, dans toute leur durée, la forme classique des diverses fièvres continues graves, dans ce cas encore, un même traitement a été employé pour l'une et l'autre. Ainsi, le traitement antiphlogistique était appliqué, avec plus ou moins d'énergie, par M. Bard, à la forme inflammatoire du *typhus*, se manifestant chez les sujets jeunes, pléthoriques, vigoureux, qui avaient contracté l'épidémie, en soignant les prisonniers espagnols à Beaune; et par M. Navière, dans l'épidémie de *fièvre typhoïde* de même forme, qu'il observait à Mantes.

A Metz, où le *typhus* revêtit la forme bilieuse, M. Boileau lui opposa le traitement classique par les vomitifs, les purgatifs, etc.; tandis qu'à Lausanne, Tissot, avait employé les mêmes moyens dans la fameuse épidémie de *fièvre typhoïde*, de même forme.

A Renosa, M. Dechezelle combattit le *typhus* de forme muqueuse, par le même traitement que Rœderer et Wagler avaient opposé à la célèbre épidémie de *fièvre typhoïde* à forme muqueuse de Gœttingue.

§ 2. *Traitement convenable dans les deux cas* (1). — *a*. Relativement au *typhus*, il faut, ce nous semble, insister sur l'idée fondamentale que nous avons cherché à donner de cette maladie, qu'elle est une affection spécifique, à l'instar de la variole, de la rougeole, de la scarlatine; et que, comme ces dernières, elle ne peut être étouffée, arrêtée dans son développement; qu'elle a un cours nécessaire; que, dès-lors, il n'y a pas de traitement direct à lui opposer; qu'il n'y a à faire que la médecine rationnelle, symptomatique, celle des indications diverses qui peuvent se présenter à remplir. Comme le dit judicieusement M. Chomel (*Leçons*, *p*. 564), en parlant de l'affection typhoïde, « il faut renoncer, dans le traitement du *typhus*, à toute méthode uniforme, qui ne saurait convenir ni aux diverses périodes ni aux variétés si diverses de cette affection, et la cause déterminante spécifique, ne pouvant être combattue directement, prendre les indications dans l'ensemble des symptômes qui frappent nos sens. »

Que de fois les médecins qui ont observé les grandes épidémies

(1) Il est bon d'observer qu'à l'époque où ce memoire fut déposé (25 février 1837), la discussion sur le traitement du *typhus* n'avait pas encore été agitée au sein de l'Académie royale de médecine, comme elle le fut en 1837.

de *typhus* n'ont-ils pas vu que la maladie suit une marche indépendante des traitemens divers et souvent opposés, par lesquels on entreprend de la combattre, et que le traitement le plus simple, souvent même l'absence de tout traitement, n'empêche pas la maladie de parcourir régulièrement ses périodes, mais encore semble avoir été suivie des résultats les plus heureux! Quel médecin militaire n'a pas vu des centaines de sujets affectés de *typhus*, être évacués, pendant plusieurs jours de suite, d'un hôpital sur un autre, ne recevoir pour tout médicament, que de la tisane d'orge vinaigrée, de la limonade, de l'eau pure même; et guérir en plus grand nombre que leurs camarades restés dans les hôpitaux, auxquels on prodiguait le camphre, la serpentaire de Virginie?

Nul doute que les conditions hygiéniques étaient bien plus favorables dans ces cas d'évacuation prolongée, que dans celui du séjour permanent dans les hôpitaux; mais le *typhus* proprement dit n'en parcourait pas moins régulièrement ses périodes, sans le secours d'aucun traitement.

D'ailleurs, au sein même des hôpitaux, l'absence à peu près complète de traitement n'a pas été un obstacle à ce que la maladie parcourût régulièrement son cours. En 1809, au milieu d'un hôpital rempli de malades atteints du *typhus*, et pour lesquels nous déployions, bien infructueusement dans un trop grand nombre de cas, toutes les ressources de la thérapeutique, les médicamens vinrent tout à coup à manquer; nous n'eûmes que l'eau d'orge acidulée avec le vinaigre, de la limonade bien légère et un peu d'eau vineuse à leur donner; plus de quinquina, de camphre, etc.! notre jeune expérience s'en désespérait; nous ne dirons pas que depuis lors, tous les malades ont guéri; mais nous pouvons affirmer que la maladie n'en a pas moins présenté toute la régularité possible dans la succession de ses périodes.

Lors du *typhus* de Mayence, en 1813, les paysans des campagnes environnantes, qui souvent étaient couchés plusieurs à la fois dans des chambres petites, mal aérées, où régnait une trop grande chaleur, et qui, en outre, étaient le plus souvent privés de médecins, ne se traitaient guères qu'avec du petit-lait de beurre, de l'eau de pruneaux, de l'eau pure même, ou coupée seulement avec un peu de vin léger du Rhin; et, soit que la maladie eût une terminaison funeste, soit que, dans un grand nombre de cas, elle se terminât favorablement, nous voyons dans le mémoire de M. *Fauverges* (*Rec. périod.*, *t.* 70, *p.* 308; 11e, 12e, 13e *observat.*) que la marche n'en était pas notablement modifiée, et que l'affection paraissait suivre un cours régulier, à la manière des maladies éruptives.

Pinel, atteint d'un *typhus* grave qu'il avait contracté en soignant les malades de Bicêtre, lors de l'épidémie de l'an II, assure (*Nosogr. phil.*, *t.* 1. *Princip. du Trait. des fièvres atax.*, *n*° 295) n'avoir échappé à la mort qu'à l'aide d'un excellent vin d'Arbois, de sept ans, dont on lui faisait prendre de petites doses très-rapprochées. De son côté, *Hildenbrand*, ayant été atteint du *typhus* en 1795, se fit pratiquer une saignée modérée, prit un vomitif, puis, « soit délire, soit opiniâtreté, ou peu de confiance dans les secours de l'art, il ne fit usage, dans tout le cours de la maladie, que de la limonade et de la tisane d'orge; la maladie n'en parcourut pas moins régulièrement son cours, bien que les affections de l'âme agissent alors sur lui d'une manière défavorable (*Du typhus*, *p.* 180). » Nous avons contracté en 1813, à Mayence, un *typhus* des plus graves; après avoir pris au début quinze grains d'ipécacuanha en poudre dans une tasse d'eau de camomille, ce qui nous procura quelques faibles vomissemens, nous ne fîmes plus usage, pendant toute la durée de la maladie, que nous fîmes sur une charrette d'évacuation, que d'une légère eau de pomme, bue en abondance. — Mais, par opposition, le jeune médecin qui avait contracté le *typhus* dans un des hôpitaux de Vienne, en 1805, et le jeune chirurgien, qui le prit, en 1814, à Paris, ont été largement traités par le quinquina, les potions toniques, aromatiques, le camphre, les vésicatoires, etc., et ils ont également guéri; et leur maladie a parcouru ses périodes d'une manière régulière, à part l'influence passagère des agens mis en usage.

Voici quelques réflexions d'une grande justesse que fait *Hildenbrand* à ce sujet : « D'abord, dit cet excellent observateur, l'expérience de tous les temps confirme que le *typhus*, comme les autres fièvres exanthémateuses contagieuses, guérit très-souvent de lui-même, c'est-à-dire sans aucun secours de l'art, ni des remèdes. Quoique les accidens violens et les complications de la maladie, soient quelquefois dans le *typhus* les ennemis les plus forts et les plus nombreux à surmonter, j'ai vu cependant une foule de cas où des malades ont recouvré la santé sans le secours d'aucun remède, malgré la surcharge de l'estomac par des alimens indigestes durant la fièvre, des chagrins violens, des saignées abondantes, des évacuations spontanées débilitantes, etc. La nature bienfaisante répare souvent, et les fautes d'un mauvais régime, et celles d'un médecin ignorant, non moins que les effets nuisibles des remèdes, qui sont contraires dans les fièvres en général et dans les fièvres contagieuses exanthémateuses en particulier... Outre cette vérité incontestable que les forces vitales, dans un *typhus* simple et modéré, sont toujours suffisantes pour produire d'elles-mêmes la guérison la plus parfaite, il faut encore observer que cette guérison ne s'opère guères que dans un temps déterminé, et seulement en vertu de certains changemens survenus dans l'organisation, et que jusqu'ici nous n'avons point pour cette maladie de traitement capable de rendre son type plus court. (*Du typhus*, *p.* 181 *et suiv.*)

Cela veut-il dire que tout système de traitement est absolument indifférent dans le *typhus*, et que peu importe que la maladie soit abandonnée à elle-même et traitée seulement par l'eau d'orge, le petit-lait, la limonade, etc., ou bien à coup de saignées, de toniques, d'aromatiques, de purgatifs, de vésicatoires, etc.? non sans doute; le précieux travail de Dance (*Archiv. gén. de méd.*, *t.* 24, *p.* 5, 171, 474; *t.* 25, *p.* 5, 171) démontre invinciblement que ce n'est pas toujours sans préjudice pour les malades, dont l'affection est au moins aggravée, et quelquefois même rendue mortelle, que le traitement par les toniques, les purgatifs, les antiphlogistiques, est mis en usage avec une certaine énergie, dans le cas de *fièvre typhoïde* sans doute; mais aussi, par une conséquence nécessaire, vu l'identité des deux affections, dans le cas de *typhus* proprement dit.

Puisque le traitement rationnel semble le plus convenable dans cette dernière affection, exposons-en donc les bases.

Saignées. — Et d'abord, des émissions sanguines. Si nous adoptions sur parole les assertions de Sydenham, nous ferions un précepte absolu des saignées copieuses; mais Pringle, cet excellent observateur, qui, dans un petit volume consacré aux maladies des armées, a su renfermer tant de données précieuses sur le *typhus des camps,* s'exprime ainsi qu'il suit : « Lorsque la fièvre se manifeste, si le pouls est plein, je fais ordinairement tirer un peu de sang, si on ne l'a pas fait plus tôt. Lorsque les symptômes sont violens, ils semblent indiquer une saignée abondante; cependant, les grandes saignées deviennent communément funestes, parce qu'elles abattent le pouls, et qu'elles affectent la tête. On ne doit même réitérer les saignées modérées qu'avec la plus grande précaution. Grand nombre de malades ont été guéris sans saignées, et parmi ceux à qui on a tiré beaucoup de sang, très-peu se sont rétablis (*Mal. des armées, p.* 271). » — De son côté, Hildenbrand énonce en ces termes son opinion sur l'emploi des saignées dans le *typhus* : « Dans une foule de cas de *typhus,* et même dans la plupart, la saignée est un remède nuisible, non seulement dans la période nerveuse, mais encore dans la période inflammatoire, lorsque l'état inflammatoire est modéré et le sujet faible. Par ce moyen, le malade devient plus faible encore; les opérations salutaires de la nature sont troublées ou interrompues, et le caractère nerveux sous lequel, sans cela, les forces commencent à tomber, devient plus considérable par la suite. D'autres fois, dans un cours facile et régulier du *typhus,* chez les sujets forts et pléthoriques, la saignée est un remède indifférent, et par conséquent superflu. Indifférent, parce qu'elle n'est pas réellement aussi redoutable que quelques uns l'ont cru, et que, dans le cas dont il s'agit, un malade peut, sans danger, perdre quelques onces de sang, sans que la période nerveuse suivante en reçoive aucune influence fâcheuse. Cependant, par une observation erronée des accidens de la maladie, et par le défaut d'attention sur les effets d'autres remèdes utiles, et même sur les forces salutaires de la nature, des saignées indifférentes ont pu être considérées quelquefois comme causes de l'amélioration des accidens de la maladie; ce qui aura contribué à la louange exagérée de l'usage des saignées dans ce cas. — Mais enfin, la saignée peut dans quelques *typhus*, et surtout dans la période inflammatoire, être un remède nécessaire et bienfaisant; jamais, à la vérité, dans une marche simple et facile de la maladie, mais bien lorsque le caractère inflammatoire est augmenté, et qu'il existe quelque affection locale dangereuse. » (*Du typhus cont.*, *p.* 197.)

Les nombreux praticiens auxquels nous avons emprunté les relations des épidémies de *typhus* qui ont sévi avec tant de violence sur les armées belligérantes, pendant les guerres de l'empire, s'accordent tous pour signaler les inconvéniens de la saignée. La chute du pouls, la prostration profonde, la manifestation plus prompte de la période nerveuse, en étaient, selon eux, la suite trop fréquente. Voici comment s'exprime l'un d'eux, M. Reveillé-Parise, dans son excellente dissertation inaugurale sur le *typhus* de Sarragosse (*thèse* n° 11, 1816, p. 51) : « Nous n'avons jamais employé la saignée; il est trop difficile d'en calculer les effets dans le cours de cette fièvre. D'ailleurs, avec quel soin ne faut-il pas ménager les forces du malade? De nombreuses observations prouvent avec quelle rapidité la prostration succède alors à l'état inflammatoire, qui caractérise la première période, et qui est plutôt un état d'irritation qu'une véritable diathèse inflammatoire. » M. Reveillé-Parise cite, à cette occasion, ce passage de la thèse d'un autre médecin qui a observé l'épidémie de 1809 à Valladolid : « Les médecins du pays, employés dans nos hôpitaux, se laissant surprendre par les apparences, eurent recours aux saignées générales répétées ; et, dans les premières heures, ils se réjouissaient de leur pratique ; les malades étaient moins accablés, le délire moindre ou nul. Mais à ce calme trompeur succédait bientôt le développement des symptômes adynamiques portés au plus haut degré. (*Thèse*, n° 45, 1814.) »

Que conclure de ce conflit d'opinions contradictoires ? Qu'il faut être sobre dans l'usage de la saignée générale contre le *typhus;* que les sujets jeunes, sanguins, pléthoriques, bien constitués, peu altérés par l'action des causes prédisposantes, chez lesquels le pouls est plein, développé, positivement résistant, la chaleur vive, dont l'organisme réagit avec force contre l'impression du principe contagieux, peuvent être saignés avec avantage dans les premiers temps de la maladie ; mais que, lorsque la période nerveuse, la période d'adynamie s'est déjà manifestée, que le pouls, encore plein et large, a déjà perdu de sa force, a molli, surtout s'il semble déjà dépressible, la saignée n'est plus indiquée. Elle ne l'est dans aucune période, même au début, chez les sujets d'une constitution faible, ou qui sont épuisés par les fatigues, les privations, dont l'organisme est profondément détérioré par l'action prolongée des causes prédisposantes ; dont le pouls, fût-il même plein et large, manque de résistance, se laisse facilement déprimer ; qui, d'ailleurs, ont contracté la maladie dans un foyer puissant d'infection, et y demeurent plongés. Il est hors de doute que la saignée fait tomber aussitôt la fausse apparence de force du pouls, et accélère la manifestation des symptômes de la période d'adynamie.

La saignée peut donc être utile, sinon absolument indispensable, dans certains cas, indifférente dans un grand nombre, nuisible dans beaucoup d'autres. La remarque judicieuse et pleine de justesse d'observation clinique de M. Reveillé-Parise, qu'il y a plutôt un état d'irritation qu'une véritable diathèse inflammatoire, doit être prise en grande considération dans la pratique.

La saignée devra toujours être pratiquée le plus tôt possible, dans la première période par conséquent, dans celle qui présente les apparences d'un état, d'une diathèse inflammatoire, et non pas lorsque les symptômes d'une intoxication profonde sont évidens, quand la période d'adynamie s'est déjà manifestée.

Une fois la première période passée, et elle l'est presque toujours quand les malades sont amenés dans les hôpitaux militaires; quand la période d'adynamie, de prostration, d'intoxication septique effectuée, s'est manifestée; quand le pouls a perdu de sa force, de sa résistance, qu'il est mou, dépressible, à plus forte raison « *gazeux* », selon l'expression employée par quelques observateurs, d'une extrême fréquence, qui contraste avec son peu de force réelle, ou d'une lenteur qui révèle la faiblesse d'impulsion dont jouit encore le cœur, il ne saurait plus être question de pratiquer la saignée générale. C'est surtout dans ce cas qu'on apprécie toute la justesse de cette sentence du vieillard de Cos, *occasio prœceps*.

Concluons donc, avec Hildenbrand (*Du typhus*, p. 199), que, dans le *typhus*, suivant la condition actuelle des sujets et la période de la maladie, la saignée peut avoir une valeur très-différente; être tantôt nuisible, tantôt indifférente, d'autres fois utile et absolument indispensable; mais qu'elle ne l'est aucunement par la nature propre de la maladie, pas plus qu'elle ne l'est absolument dans la rougeole, la scarlatine, la variole.

Les saignées capillaires sont utilement employées dans le *typhus*, concurremment avec les saignées générales, pour combattre les affections locales qui surviennent si souvent vers la tête, et celles qui toujours existent vers le canal intestinal; et dans les cas simples où l'intensité du mouvement fébrile est peu considérable, elles doivent seules être employées.

Vomitifs. — On a beaucoup vanté l'emploi des vomitifs dans le traitement du *typhus*; et les auteurs de l'article *Fièvre typhode* du *Dictionn. des sc. méd.* (*t.* 15, *p.* 462), vont jusqu'à établir « qu'il est toujours avantageux d'administrer un vomitif, le plus tôt possible ».

Une telle assertion est-elle fondée? Sans doute, si, au début du *typhus*, on trouvait les signes non douteux d'un embarras gastrique ou intestinal, dépendant de l'ingestion récente d'une quantité d'alimens insalubres, d'un état muqueux ou bilieux; il pourrait être avantageux de débarrasser immédiatement les premières voies. Mais une médication aussi simple se présente rarement à remplir.

Quant à l'effet diaphorétique, qui suit presque toujours l'effort du vomissement, si nous en croyons les auteurs de l'article *Fièvre typhode* (*Dictionn., t.* 15, *p.* 462), « l'état catarrhal, la douleur de tête et les vertiges diminuent, pour l'ordinaire, d'une manière sensible après le vomissement. La sueur, qui s'établit alors, concourt à modérer l'intensité des symptômes ».

Nous ne saurions donner notre assentiment à une semblable assertion, quoique généralement admise comme vraie par un grand nombre des historiens du *typhus des armées*. Sans doute, dans les cas légers, un vomitif a pu être impunément prescrit, peut-être même, selon l'expression de Hildenbrand, a-t-il été complétement indifférent; mais une expérience multipliée, que nous avons acquise dans les hôpitaux du nord de l'Europe, comme dans ceux du midi, pendant l'hiver comme pendant l'été, nous a convaincu de l'influence nuisible que les vomitifs ont exercée trop souvent. Le calme secondaire a été de courte durée; la céphalalgie gravative a fait place à une céphalalgie violente; la manifestation prématurée de la période nerveuse, de la période adynamique, en a été trop souvent la suite presque immédiate; quelques malades tombaient dans une somnolence profonde, à la suite de l'acte du vomissement; un plus grand nombre présentait des phénomènes d'ataxie. Souvent l'effet du vomitif destiné à l'estomac s'étendait à tout le canal intestinal, y appelait un surcroît de travail fluxionnaire, donnait lieu à une augmentation de la diarrhée, non sans grand préjudice pour les malades.

Une douce diaphorèse s'obtiendra toujours à l'aide d'une infusion théiforme des plantes mucilagineuses, et même de l'eau chaude sucrée; mais par dessus tout, quelques bains tièdes, en modifiant l'éréthisme général, en faisant tomber la violence du mouvement fébrile, en calmant la chaleur sèche de la peau, prédisposeront suffisamment à la diaphorèse, et en faciliteront l'accomplissement. Il faut d'ailleurs remarquer que ce n'est pas dans la première période du *typhus*, que la disposition à la sueur a de la tendance à se produire.

Purgatifs. — Hildenbrand et les auteurs de l'article *Fièvre typhode* s'accordent à reconnaître aux purgatifs les plus grands inconvéniens.

Les purgatifs, en appelant un travail d'exhalation, de sécrétion, vers l'appareil muqueux intestinal, diminuent ou suppriment même la transpiration cutanée, et, en outre, ils provoquent l'établissement d'une diarrhée incessante, à la fois débilitante par les pertes qu'elle fait éprouver à l'économie, et qui ne peut qu'accroître l'irritation, la congestion, la phlegmasie, condition constante du *typhus*, dans l'appareil folliculaire spécial de l'intestin grêle. En outre, en provoquant, surtout d'une manière brusque, l'accroissement du mouvement péristaltique du canal intestinal, les purgatifs peuvent déterminer les plus funestes résultats, en donnant lieu au déchirement du péritoine, lorsque, par les progrès de la maladie, les autres tuniques de l'intestin ont été ramollies, ulcérées, détruites même.

En résumé, soit qu'on ait trouvé chez quelques sujets placés dans des conditions hygiéniques et de constitution tout-à-fait favorables, l'indication précise de l'emploi des saignées généralement modérées et toujours peu nombreuses, et surtout celui des saignées locales; soit, au contraire, qu'on ait jugé convenable de s'abstenir des premières, et de mettre seulement les secondes en usage, il n'y a guère qu'une chose à faire, dans le traitement ultérieur du *typhus*; c'est d'administrer en abondance des boissons adoucissantes, rafraîchissantes, acidulées, selon le goût particulier des malades, et la possibilité de se les procurer.

Les infusions amères et aromatiques sont beaucoup moins du goût des malades, et ne semblent indiquées de préférence que chez les sujets d'une constitution molle, lymphatique, les femmes, les très-jeunes sujets, qui se trouvent n'avoir qu'un *typhus* léger, et cette faiblesse caractéristique de l'intoxication de l'organisme. Hildenbrand reconnaît que beaucoup de sujets atteints d'un *typhus* léger, simple, ont guéri parfaitement, en ne prenant que de la limonade; il rappelle que Stork (*Annus medicus, t.* 1, *p.* 16), traitait heureusement de semblables cas avec le petit-lait. Les auteurs de l'article *Fièvre typhode* établissent qu'après l'émétique, dont ils sont partisans, il convient de faire une médecine très-peu agissante; qu'il faut se borner à donner des boissons adoucissantes ou acidulées; que le médecin ne doit pas perdre de vue que le *typhus* simple, ou même compliqué avec des affections peu graves, guérit, dans la plupart des cas, sans le secours de l'art. Cette vérité, disent-ils, est confirmée par le succès qui accompagne presque toujours un traitement peu actif; tandis que les remèdes stimulans sont toujours plus ou moins nuisibles. » (*Dict. des sc. méd., t.* 15, *p.* 463.)

Telle est aussi l'opinion que M. Roche, qui a observé également par lui-même le *typhus* dans les hôpitaux de l'armée, émet dans le *Dictionnaire de médecine pratique,* (*t.* 15); et M. Andral, guidé par l'analogie, s'exprime de même dans le *Dictionnaire en* 21 *volumes* (*t.* 21, *p.* 16).

Affusions froides. — M. Bouchet parle beaucoup des avantages qu'il a retirés de ce mode de traitement, à la manière de Currie, sans entrer dans aucun détail; il ne donne pas de chiffres établissant la proportion des succès et des revers, et partout, dans sa dissertation, on trouve la preuve de l'effroyable mortalité qui régnait parmi les malheureux prisonniers atteints du *typhus;* ce qui porterait à penser que les succès réels se sont bornés à quelques cas d'une terminaison heureuse, contre toute attente, au milieu d'une épidémie meurtrière.

Quant à l'eau froide elle-même, il y a trois manières d'en faire usage; en bains, en affusions, en lotions. Dans une maladie telle que le *typhus,* où la congestion sanguine dans le parenchyme pulmonaire est une complication si fréquente et si fâcheuse, on comprend aisément que l'emploi des bains froids, d'immersion, bien entendu, peut être suivi de graves inconvéniens, et qu'il sera toujours prudent de s'abstenir d'en faire usage. Les affusions seraient préférables, ou plutôt encore, les lotions rapidement opérées sur toute l'habitude du corps, avec un linge, une éponge imbibée d'eau froide vinaigrée, ou animée de quelques gouttes d'alcoolat aromatique. Il faudrait les exécuter avec rapidité; puis transporter de suite le malade dans un lit bassiné et l'envelopper de laine chaude, en même temps qu'on lui administrerait quelques tasses d'une boisson sudorifique. Par ce moyen, on diminue notablement la chaleur sèche, âcre même de la peau, et l'effort diaphorétique qu'on fait éclater est tout-à-fait dans la direction des tendances critiques qu'affectera naturellement la maladie dans une période plus avancée de son cours. On conçoit que l'emploi de l'eau froide puisse, de la sorte, être de quelque efficacité dans la première période du *typhus*, quoique les précautions qu'il faut y apporter, la nécessité de n'y avoir recours que sur des sujets exempts de toute irritation concomitante bronchique ou pulmonaire, restreignent beaucoup le nombre des cas où il serait possible d'en faire utilement usage, et n'en fasse plus qu'un mode exceptionnel de traitement, d'ailleurs peu applicable en grand, dans un hôpital rempli de sujets tous affectés à la fois du *typhus*.

Nous n'avons pas d'expérience propre relativement à l'efficacité des lotions et affusions froides, des bains froids d'immersion; nous savons seulement que, dans quelques cas, des résultats favorables en ont été obtenus, et que de grands insuccès y ont fait renoncer plusieurs médecins français, qui, entraînés par l'autorité de Currie, de Giannini, avaient voulu en faire usage sur une grande échelle. Du reste, l'emploi d'un semblable moyen ne saurait convenir dans la seconde période, quand les symptômes adynamiques ont paru, que le pouls est devenu moins résistant, mou, dépressible, la peau froide, les membranes muqueuses injectées d'un sang violacé ; que des déjections alvines infectés, putrides, ont lieu.

Nous avons vu employer et nous avons employé nous-même avec plus de succès des bains légèrement chauds, pendant lesquels on pratiquait des affusions fraîches sur la tête, et qu'on faisait suivre du séjour dans un lit bassiné, et de l'application prolongée de compresses imbibées d'eau froide simple ou vinaigrée. Par cette pratique, nous avons vu diminuer d'une manière durable, la céphalalgie, le trouble dans les idées, l'agitation, le délire même, en un mot, les phénomènes nerveux qui caractérisent la seconde période.

Nervins. — Quant aux agens médicamenteux, dits nervins, antispasmodiques, ils semblent devoir être proscrits entièrement, ne remédiant en aucune manière aux accidens nerveux, ataxiques ; étant sans efficacité contre l'adynamie de la seconde période, et paraissant ne pouvoir être sans effets nuisibles sur une surface actuellement phlogosée.

Toniques. Quinquina. — Mais, d'un autre côté, une saine appréciation des phénomènes mêmes de la maladie à cette époque, et la comparaison avec ce qui a lieu à la surface des plaies suppurantes et gangrénées, ne porte-t-elle pas à se demander, avec M. Andral (*Dict. de méd., t.* 21, *p.* 16), si les toniques, les amers, le quinquina surtout, n'exercent pas une utile modification sur la phlogose spécifique de l'intestin, et principalement si, une fois absorbés, ils ne vont pas, « soit modifier avantageusement les centres nerveux, soit changer les dispositions mêmes du sang », évidemment altéré par le fait même de l'introduction du principe spécifique du *typhus ;* mais aussi, et principalement dans la seconde période, par l'absorption qui ne cesse de s'effectuer à la surface des ulcères de l'intestin ?

Dans tous les cas de *typhus* simple et modéré, sous l'empire de conditions hygiéniques favorables, sans doute il est le plus ordinairement inutile de recourir à l'administration des toniques et du quinquina en particulier ; mais dans les cas trop nombreux où le caractère adynamique est porté au plus haut degré ; où, surtout, les malades sont placés dans les conditions les plus défavorables, sous l'influence incessante d'un principe miasmatique, abondamment répandu dans l'atmosphère ambiante, nous n'hésitons pas à reconnaître, avec M. Andral, qu'il devient nécessaire de relever les forces de l'organisme, le pouls faible et dépressible ; de ranimer la chaleur presque éteinte, de combattre l'empoisonnement septique des humeurs, que font reconnaître l'horrible fétidité de l'haleine des malades, celle de la sueur, des déjections alvines, des urines, la tendance à la gangrène, même pour les plaies accidentelles, etc.

Qu'alors, les infusions, les décoctions de quinquina édulcorées avec un sirop aromatique ou acidule, les potions avec les eaux distillées aromatiques et l'extrait de quinquina, ou le sulfate de quinine, soient administrées avec persévérance ; que quelques doses de vin vieux soient données, jusqu'à ce qu'on voie le pouls reprendre quelque force, les extrémités cesser d'être froides et livides, les plaies même extérieures offrir un meilleur aspect : signes non douteux d'un heureux changement effectué dans l'économie ; signes du triomphe remporté sur l'empoisonnement septique des humeurs et du solide vivant, selon l'expression des écoles. Nous n'appartenons à aucune secte médicale ; nous sommes trop éloignés du théâtre où s'agitent les grandes questions, pour n'être pas indépendans. Nous reconnaissons hautement que la *Nosographie philosophique*, mal comprise, avait porté un tropgrand nombre de médecins militaires en particulier, à administrer le quinquina, les amers, les toniques et les stimulans de tout genre, dans tous les cas de *typhus* indistinctement, et dès la première période même ; et, que dès-lors, on a dû faire beaucoup de mal. Dance, dans son beau travail sur une maladie analogue, nous a démontré que ce n'est pas toujours impunément qu'on emploie la méthode tonique ; les auteurs de l'article *Fièvre typhode* le publient hautement ; Rasori l'avait reconnu à Gênes. Souvent aussi ce mode de traitement a dû n'exercer qu'une influence douteuse, quand, selon l'expression de Boisseau, on donnait le quinquina par gros, et l'eau d'orge par pinte. Mais nous n'hésitons pas à affirmer que la méthode tonique, employée en temps opportun, a souvent procuré les résultats les plus heureux et les moins contestables. En un mot, l'intoxication putride du sang dans la seconde période du *typhus*, que, dans l'état actuel de la science, revenue à des vues pathogéniques moins exclusives, et disons-le, plus vraiment physiologiques, on ne saurait révoquer en doute, cette intoxication putride du sang, réclame quelquefois impérieusement l'emploi des toniques, surtout du quinquina.

Chlorures. — Dès que la chimie eut fait connaître les propriétés désinfectantes de l'acide muriatique sur-oxigéné, la médecine s'empressa de les utiliser au profit des sujets affectés de *typhus;* et de-là, l'emploi des fumigations pratiquées autour des malades, et aussi dans tous les lieux occupés par des individus atteints de cette maladie ; on en fit même usage pour désinfecter les vêtemens de ces derniers. De-là, encore, les lotions pratiquées à la surface des plaies, au moyen d'une eau animée de quelques gouttes d'acide muriatique sur-oxigéné ; ou l'emploi des plumasseaux de charpie imbibés dans cette solution minérale. De là, enfin, l'administration de la limonade minérale muriatique, préférée par quelques praticiens à la limonade sulfurique, comme plus désinfectante ; et cependant, nous étions tous solidistes !

La découverte des propriétés des chlorures permet de tenter de nouveaux essais ; on pourra, comme on le fait pour la *fièvre typhoïde,* administrer sans inconvénient le chlorure de soude dans des boissons simplement aqueuses ou légèrement aromatiques ; mais seulement dans la seconde période de la maladie, lorsque les symptômes d'adynamie, d'intoxication putride, commencent à se manifester. Des lavemens, également chlorurés, seront convenablement administrés dans le même temps. Enfin, surtout dans les cas d'encombrement, d'existence d'un foyer permanent d'infection non immédiatement destructible, on devra placer autour des lits des malades, des vases contenant du chlorure de soude en solution; on en fera des aspersions fréquentes sur les lits; on pratiquera même sur toute l'habitude du corps des malades, des lotions avec de l'eau chlorurée.

Vésicatoires. — Employés dans les premiers temps, dans la première période, les vésicatoires déterminent toujours un surcroît d'irritation, donnent plus d'intensité au mouvement fébrile, augmentent l'anxiété des malades, provoquent le délire, etc. Entretenus dans la seconde période, ou employés seulement alors, ils sont souvent suivis de la gangrène des surfaces ulcérées, et plus tard, la guérison des ulcères devient difficile, souvent même une suppuration intarissable épuise les malades, après que ceux-ci ont péniblement échappé aux dangers de la maladie. Aussi n'est-ce pas sans surprise que nous voyons M. Roche (*Dict. de méd. prat., t.* 15), proclamer hautement l'innocuité des vésicatoires, et dire qu'il n'a pas été témoin des accidens qu'on leur attribue. Encore moins nous rendons-nous compte de cette assertion de Hildenbrand (du *typhus*, p. 206), qu'en général, le plus grand avantage des vésicatoires consiste dans la production de l'ulcère. Au surplus, les auteurs de l'article *fièvre typhode* (*Dict. des sc. méd., t.* 15, *p.* 461) pensent, contradictoirement à l'assertion du professeur de Vienne, qu'il faut se garder d'enlever l'épiderme soulevé par la sérosité, afin d'éviter de produire des douleurs inutiles, et de prévenir des ulcères dangereux et d'une difficile guérison. Quant à nous, forts de notre expérience, nous ne craignons pas d'établir formellement qu'il faut s'abstenir d'appliquer des vésicatoires, même comme rubéfians; nous avons vu le sphacèle du membre en être la suite prompte, dans des cas où la peau était froide, décolorée, la circulation capillaire presque nulle, etc. Nous préférons les pédiluves sinapisés, et mieux encore les frictions sèches, avec une brosse, une flanelle, sur les membres, ou les fomentations avec une éponge imbibée de vinaigre aromatique camphré.

Soins hygiéniques. — Nous ne devons tracer ici qu'à grands traits le traitement que réclame le *typhus*. Hâtons-nous d'ajouter qu'il est indispensable d'entretenir une grande propreté dans les objets de literie, et sur le corps des malades ; d'enlever promptement les matières des déjections inaperçues, ou au moins involontaires ; de laver soigneusement les parties souillées par ces matières putrides, afin de prévenir l'inflammation de la peau du scrotum, de la partie interne des cuisses, de la région sacrée ; de faciliter, à tout prix, l'accès et le renouvellement d'un air pur et frais autour des malades, pour dissiper, ou au moins disséminer dans une plus grande masse d'air le miasme spécifique qui s'exhale du corps de ces derniers, et pour présenter aux poumons un air plus pur. Pringle établit que, tant que cette condition de salubrité n'existe pas, il y a fort peu d'espérance de guérison, au lieu que, de l'exactitude à procurer par la ventilation un air pur et frais, dépend, en grande partie, dans le cas de *typhus*, le rétablissement de la santé. » (*Mal. des arm.*, p. 270.) Qu'on se rappelle ce que nous avons rapporté de la rapide amélioration, des guérisons même inespérées, qui s'effectuaient souvent, dans les cas les plus graves, par le seul fait de l'exposition des malades à l'air libre, pendant des évacuations de plusieurs jours de durée.

Soins de la convalescence. — Dans la convalescence, quelques bains tièdes, et même légèrement savonneux, sont d'une grande efficacité, pour hâter la desquamation, qui s'effectue avec tant d'abondance sur toute l'habitude du corps, et pour faciliter la transpiration. Sous l'emploi de ce moyen, on voit la convalescence marcher rapidement. Mais combien de fois n'avons-nous pas vu la perte des malades amenée, après un long séjour dans les hôpitaux, par l'épuisement de la constitution, la prolongation indéfinie de la diarrhée, suite elle-même des ulcérations intestinales, la suppuration intarissable des plaies des vésicatoires, la chute d'escharres profondes qui mettaient à nu le sacrum même ou les trochanters ! Et cependant, dans ces cas qui semblaient désespérés, souvent le transport des malades, pendant plusieurs jours de suite sur de mauvaises charrettes, mais en plein air, amenait encore les plus heureuses modifications dans l'état de ces malheureux.

b. Comme le *typhus*, la *fièvre typhoïde* est une maladie spécifique, ne pouvant être arrêtée dans son développement, ayant un cours nécessaire et que jusqu'à présent l'art ne peut empêcher de parcourir, dans sa durée, une succession de phénomènes morbides et de périodes distinctes. Il n'existe contre elle aucun traitement spécifique. La méthode rationnelle, celle des indications diverses qui peuvent se présenter à remplir, est la seule qui doive être employée. Il faut renoncer à toute méthode uniforme, qui ne saurait convenir, ni aux diverses périodes, ni aux variétés si diverses de cette affection, et la cause déterminante spécifique ne pouvant être combattue directement, prendre les indications dans l'ensemble des symptômes qui frappent nos sens. » (*Leçons de cliniq.*, *p.* 464.)

La *fièvre typhoïde* suit tellement une marche indépendante des traitemens divers et souvent opposés qu'on met en usage pour la combattre, que la guérison a été observée également sous l'influence des méthodes antiphlogistique énergique, tonique, évacuante; et que le traitement le plus simple, souvent même l'absence de tout traitement, non seulement n'empêche pas la maladie de parcourir régulièrement ses périodes, mais semble encore avoir été suivi des plus heureux résultats, puisque ce serait dans ce cas même que la mortalité aurait été moindre. Nous trouvons, en effet, dans le bulletin des séances de l'Académie royale de médecine (*Archives*, 2e *série*, *t.* 9, *p.* 370), que, selon M. Piédagnel, la méthode expectante, dans toute la rigueur de l'expression, aurait, sur soixante cas, présenté seulement deux ou trois morts; pas plus que le traitement de M. Mistler!

La vérité des assertions que nous venons d'émettre sur l'efficacité absolue, ou peut-être plus exactement sur le peu d'efficacité réelle des divers traitemens proposés, est prouvée incontestablement par les éloges que chaque praticien donne à la méthode qu'il a adoptée. MM. Petit et Serres vantent le traitement par les toniques comme le mieux approprié à la nature de la maladie (*Traité de la Fièvre entéro-mé.*, *p.* 218), et ils ont été longtemps suivis par la généralité des praticiens. — On sait combien l'école physiologique a exalté le traitement antiphlogistique, principalement composé de saignées locales; et M. Bouillaud, célèbre avec chaleur les brillans succès qu'il annonce avoir obtenus des émissions sanguines, surtout générales, « employées suivant sa formule. » (*Journal hebdomad. des progrès : passim.*) — M. Delarroque a presque sollicité un arrêté ministériel, pour faire proclamer comme la meilleure des méthodes l'emploi quotidien et soutenu des purgatifs. — D'un autre côté, la méthode rationnelle compte de nombreux partisans; c'est celle de M. Chomel, en particulier. — Enfin, comme pour confondre toutes les idées des praticiens, un médecin attaché au service de l'Hôtel-Dieu de Paris, M. Piédagnel, comme nous l'avons dit il n'y a qu'un instant, après avoir expérimentalement employé, d'une manière exclusive, les purgatifs, les toniques, les stimulans diffusibles, les bains de vapeurs alcooliques, les émissions sanguines, a essayé de ne rien faire, absolument parlant, quelle que fût l'indication qui parût s'offrir d'employer l'un des modes de traitement qui viennent d'être indiqués, et il a vu le plus grand nombre des malades guérir, 19 sur 20; et, dans tous les cas, la maladie n'a pas moins parcouru ses phases successives d'une manière régulière.

Il ne faudrait assurément pas conclure de là qu'il soit indifférent tout-à-fait d'employer telle ou telle méthode de traitement, quand il y a évidemment des indications précises à remplir. Dance nous a fait voir que, d'une part, les traitemens, soit par les toniques, soit par les émissions sanguines, soit par les évacuans, ont été, ou funestes, ou contraires, ou de nulle efficacité, ou bien n'ont eu que des succès passagers, ou des succès contestables; d'autre part, que les guérisons, lorsqu'elles ont eu lieu, se sont, en général, opérées spontanément, quelquefois au moyen de crises naturelles bien manifestes; et cela dans les cas les plus graves, où les traitemens dont il vient d'être parlé avaient échoué complétement (*Archives*, *t.* 25, *p.* 200). Il en conclut qu'il est évident qu'on doit, en général, abandonner tous ces traitemens exclusifs, et se renfermer uniquement dans une médecine expectante bien interprétée (*ibid.*), qui, selon qu'il le remarque judicieusement (*p.* 188), n'est point une médecine oiseuse, mais dispose le régime, règle sa marche sur celle de la nature, et par conséquent se hâte, comme celle-ci, avec lenteur, favorisant les mouvemens salutaires, et conjurant au besoin ceux qui deviennent inquiétans. Pour cela, aucune médication ne lui est étrangère, pourvu qu'elle soit opportune, mais aucune n'est considérée comme l'ancre principale du salut. » On peut, d'après cette longue citation, s'apercevoir combien ces vues de Dance ont de ressemblance avec celle de Hildenbrand.

Semblables à ces cas de *typhus* léger qui, selon Pringle, passent inaperçus au milieu de la multitude des cas plus graves, beaucoup de cas de *fièvre typhoïde* guérissent d'eux-mêmes, sous l'influence du régime et des boissons délayantes. En outre, les différentes formes que cette affection est susceptible de revêtir font varier, au début de cette maladie, les indications thérapeutiques qui se présentent à remplir.

Quoi qu'il en soit, attendu que les sujets qui en sont atteints présentent, en général, une constitution moins détériorée, moins profondément modifiée que ceux qu'affecte le *typhus* surtout épidémique ; qu'ils ont éprouvé l'influence de causes prédisposantes moins énergiques, en un mot, qu'ils sont dans des conditions de santé plus favorables, surtout qu'ils ont presque toujours contracté la maladie sporadiquement, qu'ils ne séjournent pas dans les foyers d'infection ; fréquemment il se manifeste des symptômes de pléthore sanguine, de fièvre inflammatoire, au moins un état fébrile très-prononcé, dans les premiers jours de la première période. De là, l'indication plus ou moins positive de recourir à l'emploi de la saignée générale.

Saignées. — Aussi, voyons-nous la saignée générale à dose modérée être communément employée, une ou deux fois, par

M. Louis, au début de cette affection (*Archives, 2e série, t.* 9, *p.* 370). M. Chomel établit comme utile (*Leçons, p.* 466), même dans les cas les plus simples, de faire au début une saignée du bras, qui, dit-il, a pour premier effet de diminuer la céphalalgie, et de hâter l'époque où elle cesse; il a même lieu de croire que cette médication peut prévenir le développement ultérieur d'accidens plus ou moins graves. Le traitement doit être plus énergique, quand la forme de la *fièvre typhoïde* est essentiellement inflammatoire, et M. Chomel prescrit (*p.* 470) de pratiquer au début une ou deux saignées, et de combattre, au besoin, les congestions locales par une ou plusieurs applications de sangsues; après quoi, on doit se borner à une abstinence plus ou moins absolue, aux boissons délayantes, aux bains tempérés, aux fomentations, cataplasmes et lavemens émolliens, aux lotions fraîches sur le front, en y joignant l'ensemble des secours d'une hygiène bien entendue. — On sait quelle est, relativement aux émissions sanguines générales et locales, l'opinion de M. Bouillaud, « dans le service duquel un malade au dernier degré de prostration, dont les dents et la langue sont fuligineuses, est encore saigné trois fois en vingt-quatre heures. » (*Séance de l'Académie de médecine du* 27 *octobre* 1835. *Archives de méd., 2e série, t.* 9, *p.* 367.)

Sans admettre exclusivement cette pratique hardie de M. Bouillaud, et tenant pour un fait constant la remarque de M. Chomel (*Leçons, p.* 470), en tout conforme à celle de Pringle, relativement au *typhus*, qu'il ne faut pas perdre de vue la facilité avec laquelle la période adynamique succède à l'état inflammatoire, nous dirons que vingt ans d'une pratique étendue, et d'observations recueillies dans les hôpitaux d'une grande ville, ainsi que la comparaison des résultats de la pratique particulière d'un grand nombre de médecins, nous font adopter généralement, au début de la *fièvre typhoïde*, « même dans les cas les plus simples, » l'emploi de la saignée générale, plus ou moins abondante, et répétée, dans quelques circonstances, une ou deux fois; que nous nous empressons de combattre les congestions locales existant vers la tête, vers le ventre surtout, par des applications plus ou moins renouvelées de sangsues; que nous prescrivons largement les boissons adoucissantes, acidulées, au goût des malades; que nous employons avec persévérance les fomentations, les cataplasmes émolliens, moyen auquel, comme le faisait Dance (*mémoire cité*), nous n'hésitons pas à attribuer une véritable efficacité; puis, des lavemens émolliens fréquemment répétés, des bains tièdes, pendant la durée desquels on pratique des affusions fraîches sur la tête, des compresses imbibées d'eau fraîche, d'oxycrat, sur le front et le synciput, des frictions sèches, des fomentations aromatiques, sur les extrémités inférieures.

Vomitifs. — Les vomitifs sont au moins inutiles, dans la pluralité des cas même où la forme muqueuse, bilieuse, caractérise le début de la *fièvre typhoïde*. Des boissons acidulées, du petit-lait, seul ou tamarindé, de l'eau de poulet ou de veau, aiguisée par le suc de quelques feuilles d'oseille, ou par celui d'un citron, d'une orange, suffisent pour dissiper l'état muqueux ou bilieux, ramener la maladie à sa plus grande simplicité, et lui permettre de parcourir ses périodes inévitables, sans exaspération, sans inconvéniens sur-ajoutés.

Purgatifs. — Les purgatifs vantés dans ces derniers temps, ne sont pas aussi meurtriers, assurément, qu'on pourrait le penser; ils laissent la guérison s'effectuer. Il faut néanmoins reconnaître combien on a faussement exalté les résultats merveilleux qu'on leur attribuait, comme agens de spoliation, d'évacuation d'une matière morbifique, que M. Delarroque semblait supposer élaborée par les organes de sécrétion qui versent leurs produits sur la surface muqueuse du canal intestinal. Pendant que les journaux et les thèses retentissaient des louanges données à l'administration incessante des purgatifs à haute dose, un jeune médecin d'une grande instruction, d'un caractère indépendant, observait avec impartialité la valeur de cette nouvelle méthode. « Si, dans un grand nombre de cas de *fièvre typhoïde* légère, les laxatifs, employés chaque jour, sont suivis d'une prompte guérison; dans un degré plus élevé de la maladie, bien que l'on puisse voir encore des guérisons rapides, sous l'influence du même mode d'administration de ces agens, le nombre des cas où elle continue sa marche, et où elle semble s'exaspérer, est plus considérable; néanmoins, la convalescence est encore survenue à une époque qui ne dépasse pas la durée la plus ordinaire des affections de ce degré. D'autres fois, les symptômes les plus graves se développent d'une manière rapide ou lente; une fois nés, ces graves accidens ne cèdent qu'exceptionnellement aux mêmes moyens... Si les purgatifs peuvent être employés avec sécurité dans beaucoup de ces maladies, ils ne sauraient l'être dans toutes les formes, ni dans toutes les périodes avec la même énergie, la même persévérance; ils ne sauraient l'être surtout journellement. Ce dernier point est un de ceux que l'on peut le moins contester... Quant aux périodes, dans la dernière, ces médicamens sont impuissans ou même nuisibles. Quant aux formes, dans des cas d'adynamie profonde, on a dû suspendre les remèdes au milieu de symptômes encore très-graves; il en a été de même, quand l'adynamie et l'ataxie ne sont survenues que tardivement, comme il arrive le plus souvent. » (M. Videcoq, *Thèse*, *n°* 76, 1835).

Toniques. — Lorque la forme adynamique est primitive, où, ce qui est plus fréquent, lorsqu'elle succède, après un certain temps, aux autres formes que la *fièvre typhoïde* est susceptible de revêtir au début, si les symptômes n'ont qu'une médiocre intensité, il suffit de donner une limonade vineuse très-légère, quelque infusion, également légère, des plantes aromatiques, comme les fleurs de tilleul, la feuille d'oranger, ou l'infusion aqueuse d'écorce de quinquina édulcorée avec un sirop stimulant, tel que celui d'écorce d'orange; d'entretenir une grande propreté autour des malades; de faciliter l'accès et le renouvellement de l'air, pour voir la maladie parcourir ses périodes régulièrement.

Mais quand la prostration est extrême, le pouls faible et dépressible, les déjections d'une horrible fétidité, ainsi que l'haleine des malades; en un mot, quand les symptômes d'intoxication putride sont portés au plus haut degré; c'est alors qu'il devient nécessaire de se rappeler ce qu'a dit M. Andral (*Dict. de méd. en 21 vol., t.* 15, *p.* 16) au sujet du *typhus*, » que les toniques, et surtout le quinquina, excitent à la fois une utile modification sur les ulcères de la surface de l'intestin grêle, atteints d'une phlegmasie spécifique, et qu'une fois absorbés, ils vont modifier avantageusement les centres nerveux, et changer les dispositions mêmes du sang, évidemment altéré; » et que, n'invoquant plus que l'expérience, on doit ranimer, soutenir les forces de l'organisme, au moyen des infusions des plantes amères, aromatiques, surtout du quinquina, qu'on donne avantageusement dans des potions à l'état de sulfate de quinine, selon M. Louis (*Recherches, etc., t.* 2, *p.* 516), et plus efficacement encore à l'état d'extrait mou, d'après M. Chomel (*Leçons*, *p.* 481), qui annonce même avoir obtenu les plus heureux résultats de l'administration de ce médicament dans des cas de la plus grande gravité. MM. Petit et Serres, qui ont spécialement observé la *fièvre typhoïde*, sous la forme, ou au moins dans la période adynamique la plus prononcée, insistent de la manière la plus formelle (*Traité de la fièvre*, *p.* 218), sur l'emploi du quinquina, qui constitue la base de ce qu'ils appellent « la méthode tonique ». M. Bouillaud lui-même, en 1826, dans son *Traité des fièvres* (p. 300), prenant en grande considération l'altération secondaire du sang par le fait de l'absorption d'une matière putride, purulente, altérée, provenant de la surface ulcérée des intestins, et « sans oser, dit-il, recommander expressément l'emploi de l'écorce de quinquina en poudre, dont les propriétés toniques et antiseptiques sont prouvées et l'emportent sur la propriété irritante et excitante, pense que « ce n'est pas déroger aux préceptes avoués par la pratique et la théorie, que de prescrire ce médicament, lorsque l'irritation a été préalablement combattue avec une énergie convenable, que les phénomènes fébriles sont sensiblement calmés, et qu'il existe des signes de désorganisation putride. » C'est dire en d'autres termes que le traitement par les antiphlogistiques et les adoucissans convient seul dans la première période, mais que « vers la deuxième ou la troisième, c'est-à-dire quand les symptômes d'adynamie, de putridité ont lieu, on doit, dans les cas graves, employer les toniques et principalement le quinquina, avec plus de confiance et d'énergie. » (*Leçons de clinique, p.* 482.)

Chlorures. — C'est alors aussi qu'il peut devenir avantageux de faire emploi des chlorures, de celui de soude en particulier, dans les tisanes, les lavemens, en fomentations, en bains, en état d'évaporation permanente autour des malades, pour leur créer, en quelque sorte, une atmosphère désinfectante. M. Bouillaud le premier a eu l'idée d'en faire usage dans cette vue thérapeutique; et M. Chomel, qui l'a expérimenté depuis, a publié dans ses *Leçons de clinique* (p. 522), des résultats assez avantageux, puisque, selon lui, cette méthode thérapeutique est encore celle qui lui a donné la plus forte proportion de succès, en la combinant avec la méthode rationnelle. »

Soins hygiéniques. — Une grande propreté dans les linges de corps et de lit, l'attention de retirer promptement d'auprès des malades les matières des déjections que ceux-ci rendent involontairement, et souvent à leur insu; celle de laver les fesses, le scrotum, l'intérieur des cuisses, pour enlever les souillures des excrémens, qui irritent la peau et l'enflamment; de changer souvent les malades de lit, ou au moins de position; de faciliter l'accès et le renouvellement d'un air pur et frais autour d'eux; tels sont les soins indispensables qui seuls suffisent quelquefois pour procurer la guérison complète des malades; qui ne peuvent être suppléés par aucun agent pharmaceutique, et dont l'omission peut amener les conséquences les plus fâcheuses. Ces soins sont facilement administrés dans les cas de *fièvre typhoïde*, qu'on observe isolément dans la pratique particulière, et même dans ceux qu'on traite dans les grands hôpitaux, où règne généralement beaucoup de propreté, où se trouvent réunies toutes les conditions d'une hygiène bien entendue. Mais il est surtout indispensable de les procurer, à tout prix, dans les cas d'épidémie de cette même fièvre parmi les habitans des campagnes, des petites villes, chez lesquels la misère trop souvent, l'incurie, l'insouciance, les préjugés se réunissent pour accumuler autour des malades, des conditions essentiellement fâcheuses, comme le défaut de linge, l'omission des soins de propreté, la trop grande chaleur de la chambre, le défaut d'accès et de renouvellement de l'air, par la crainte exagérée d'un refroidissement.

Il est avantageux, dans la convalescence, d'administrer quelques bains tièdes, de pratiquer des frictions sèches sur toute l'habitude du corps, pour hâter le travail de desquamation, souvent fort manifeste, qui s'effectue à une époque assez éloignée du terme de la maladie. C'est un puissant moyen d'accélérer le rétablissement des fonctions de la peau, et de confirmer l'état de santé. Il en est de même de l'exercice modéré en plein air, qu'il faut faire prendre de bonne heure aux convalescens.

Analogies et différences. — Après ce long exposé du traitement qui convient au *typhus* et à la *fièvre typhoïde*, peu de mots vont nous suffire pour montrer les analogies nombreuses, et faire apprécier les légères et rares différences qui existent entre ces deux affections, sous le rapport de la thérapeutique.

La méthode naturelle ou des indications, et c'est là un trait frappant d'analogie, est la seule qui convienne généralement dans l'une et dans l'autre maladie. Une diète plus ou moins sévère, poussée quelquefois jusqu'à l'abstinence complète ; d'abondantes boissons adoucissantes, acidulées, des bains tièdes, des cataplasmes, des lavemens émolliens, les soins hygiéniques convenablement appliqués, suffisent dans la pluralité des cas pour que la maladie peu grave ou légère, quelquefois même plus intense, parcoure ses phases régulièrement, et ait une terminaison favorables. — Les vomitifs ne sont point indiqués. — Les purgatifs répétés sont nuisibles. — Les vésicatoires n'ont aucune efficacité réelle ; ils ajoutent à l'irritation, et exposent à la gangrène des parties sur lesquelles ils sont appliqués. — Les chlorures peuvent être utilement employés. — Quelques toniques, les préparations de quinquina sont indiqués quand l'adynamie est profonde, la septicité des humeurs manifeste. Voilà en quoi les deux affections présentent une complète analogie. Le traitement de l'une est parfaitement applicable à l'autre. Des degrés variables d'intensité chez les divers individus peuvent bien faire adopter quelques modifications dans le traitement à mettre en usage dans des cas particuliers ; mais on ne saurait en déduire des différences entre les deux maladies.

Justement repoussée par l'unanimité des observateurs, dans les épidémies meurtrières de *typhus* à forme adynamique, presque la seule qui s'observait dans les grands hôpitaux militaires, à Mayence, Torgau, Sarragosse, etc., etc., la saignée générale est applicable à des cas individuels, qui en offrent l'indication positive, comme dans une des variétés du *typhus* de Beaune ; elle ne l'est généralement dans la *fièvre typhoïde*, que parce que les cas, presque toujours isolés, de cette dernière affection, ne forment pas de rassemblement dangereux, de foyers d'infection incessante ; que rien ne tend à les aggraver ; que les sujets qui les présentent sont dans des conditions de constitution, de santé antérieure, et d'état pathologique actuel, qui permettent, qui indiquent même l'usage des émissions sanguines. La *fièvre typhoïde* épidémique à forme adynamique, dans des conditions de localité aussi fâcheuses que celles où existe presque toujours le *typhus nosocomial* des armées, contre-indiquerait aussi positivement que ce dernier l'emploi de la saignée. Cette maladie présente même des cas sporadiques nombreux, où les émissions sanguines ont paru avoir causé un véritable préjudice. Nous pourrions citer à l'appui de cette assertion plusieurs des observations recueillies par Dance (*Archives, t.* 24, *p.* 195) ; nous nous bornerons à indiquer comme un exemple frappant, cette observation d'une *fièvre typhoïde* grave, dont une saignée a semblé avoir précipité la terminaison funeste (*Leçons de clinique, p.* 296). Ainsi, si, dans le *typhus*, la saignée est, sinon généralement, au moins fréquemment contre-indiquée; si, au contraire, ce n'est guère qu'exceptionnellement qu'elle est nuisible dans la *fièvre typhoïde*, tandis que, dans la pluralité des cas, elle est indiquée et avantageusement employée; cette différence entre les deux maladies ne porte encore que sur des individualités, et n'autorise pas à conclure qu'il en existe une essentielle entre les deux affections elles-mêmes.

§ III. *Prophylaxie*. — *a*. Relativement à l'individu. — 1° Toute personne qui n'a pas encore éprouvé les atteintes du *typhus* doit s'abstenir de fréquenter les malades et même les convalescens; de coucher dans leur lit, ou sur la paille sur laquelle ils ont passé la nuit; de revêtir leurs vêtemens. Toute personne, même à l'abri du *typhus*, pour l'avoir éprouvé antérieurement, qui a eu des rapports prolongés avec les malades, dans les hôpitaux surtout, doit éviter de rentrer immédiatement au sein de sa famille, sans avoir parcouru un trajet de quelque étendue à l'air libre, et pour plus de précaution, changé de vêtemens. Si la personne appelée par devoir auprès des malades, n'a pas autrefois éprouvé l'affection typhode; elle doit éviter, autant que possible, de les toucher, au moins de prolonger des attouchemens inutilement, de séjourner trop long-temps même auprès d'eux, surtout s'il existe un foyer puissant d'infection; elle doit tousser, moucher, cracher quelquefois, pendant la durée de la visite; surtout se laver les mains, et changer de vêtemens en sortant d'auprès d'eux; principalement s'abstenir de tout excès, de toute erreur de régime, qui pourrait affaiblir sa constitution, la rendre plus impressionnable à l'action du miasme contagieux; user d'une nourriture saine, tonique, excitante, mais par dessus tout soutenir le système de l'innervation par les plus nobles sentimens d'humanité, de religion; et comme, malgré tout cela, on n'est pas encore absolument à l'abri de la contagion, faire une généreuse abnégation de soi-même, et ne considérer que son devoir. Honneur, à cet égard, à nos nobles camarades et confrères, les officiers de santé militaires et civils, qui, jeunes la plupart, et n'ayant pas encore éprouvé le *typhus*, n'ont cependant jamais reculé devant l'accomplissement de leurs obligations de médecins de tous grades, quand le service les a appelés au milieu des horribles foyers d'infection et de pestilence de Dantzick, de Torgau, de Mayence, de Sarragosse, etc.!

2° Comme la *fièvre typhoïde* existe, le plus ordinairement, d'une manière isolée, et dans des conditions incomparablement moins défavorables que ne le fait le *typhus*, et que la contagion ne s'exerce généralement que d'une manière assez faible, la prophylaxie en est aussi simple que possible.

Éviter la fréquentation des malades et même des convalescens, si on n'a pas déjà éprouvé cette maladie ; écarter surtout les enfans et les jeunes sujets pour cette même raison, et comme plus susceptibles de contracter une maladie contagieuse; éviter de coucher avec les malades et même les convalescens, ou même prématurément dans leurs lits; de se servir de leur linge, et de revêtir leurs vêtemens ; ne confier le blanchissage, le nétoiement des objets de literie, qu'à des personnes qui soient exemptes de contracter la maladie, pour l'avoir déjà éprouvée une première fois.

b. Quant aux masses. — 1° Puisque c'est assez fréquemment à l'arrivée des nouvelles recrues dans les corps, que le *typhus* se déclare au milieu de sujets vierges, tous aptes à le contracter, il faut que les officiers de santé militaires et les chefs de corps redoublent de précautions pour arrêter, dès le premier moment, l'extension de la maladie quand elle vient à éclater parmi leurs soldats ; en isolant promptement et efficacement les premiers malades; et, quand ceux-ci sont guéris, avant de les ramener dans leurs compagnies, en leur donnant les soins détaillés précédemment, en faisant laver, exposer à l'air, fumiger au chlore leur vêtemens.

Si, malgré ces précautions, une épidémie se déclare chez un

grand nombre de sujets, et que tout porte à penser que les hôpitaux ordinaires ne seront pas suffisans; il faut bien se garder de loger les malades, même les convalescens, chez les habitans des villes, des villages, où se trouvent les troupes; pour empêcher l'extension de la maladie parmi la population, comme cela est arrivé à Dantzick. On doit, de préférence, faire choix de locaux spacieux, bien aérés, faciles à ventiler. Tous les grands bâtimens sont propres à cet usage, pourvu qu'on y pratique de larges voies à l'entrée de l'air, au lieu de les fermer avec soin, comme on en a l'habitude. Il ne faut jamais oublier qu'il vaudrait beaucoup mieux placer les malades dans la place publique, sous une banne de grosse toile, exposés à tous les vents, même au froid, que de leur prodiguer la chaleur, en les privant de l'influence d'un air pur (Hildenbrand, *du typhus*). Dans tous les cas, il faut multiplier en nombre suffisant les hôpitaux et lieux d'ambulance, pour ne pas réunir un trop grand nombre de malades dans un même local, et surtout prévenir l'encombrement et les funestes conséquences auxquelles il donne lieu. Il faut, autant que possible, n'employer auprès des malades que des sujets qui déjà aient éprouvé les atteintes de la maladie, et qui, par conséquent, n'aient pas de chance de la contracter de nouveau. On doit, dans l'intérêt des populations, empêcher les rapports inutiles des personnes du dehors avec les malades, afin que ces personnes, si elles sont vierges de l'affection typhode, ne la contractent pas, et que, même dans le cas où elles en seraient à l'abri, elles n'en portent pas médiatement le principe au sein de leurs familles. Les soins de propreté, de changement de linge, d'habits, qui sont utiles, quand une personne seule a eu des rapports avec quelque sujet isolément affecté de *typhus*, deviennent indispensables pour ceux qui ont des communications fréquentes, prolongées avec un grand nombre de malades réunis dans un même hôpital.

En cas de nécessité d'évacuer les malades et même les convalescens sur les hôpitaux des derrières de l'armée, il faut les faire laver, leur donner du linge blanc, des vêtemens nouveaux, et, pendant tout le trajet qu'ils parcourent, s'abstenir soigneusement de les disséminer chez les habitans des villes et villages situés sur la route; on doit les faire coucher de préférence dans des granges, sous des hangards, sur de la paille fraîche, qu'on fera brûler aussitôt après leur départ, sans laisser les habitans la remuer, l'emporter chez eux. Il faut, comme dans le cas d'hôpitaux permanens, remplis de sujets affectés du *typhus*, empêcher les communications inutiles de la population avec les malades du convoi d'évacuation. Autrement, ceux-ci lui transmettront leur maladie, qu'elle ira ensuite disséminer au sein des familles.

Il est surtout une circonstance sur laquelle nous devons appuyer dans ces considérations relatives à la prophylaxie en ce qui intéresse les masses; nous voulons parler du transport des prisonniers de guerre. Ici la question intéresse autant et plus encore les vainqueurs que les vaincus, les ravages du *typhus* s'étendant à la suite des colonnes de prisonniers, dans toutes les villes et tous les villages, parmi les habitans de ces diverses localités, que le devoir de leur place, la voix de l'humanité, la curiosité même ont appelés à avoir des rapports plus ou moins intimes avec les prisonniers. S'il est un fait authentiquement prouvé, c'est cette dissémination de la maladie par le moyen des colonnes de prisonniers, malades, traînant après eux le *typhus*, et le transportant à quelques cent lieues du champ où leur valeur a été vaincue. (*Dict. des sc. méd., t.* 15, *p.* 455.) Les garnisons espagnoles de Badajoz, de Valence, ont porté la désolation jusque dans la Bourgogne, la Champagne, les Ardennes. Les colonnes de prisonniers français ont traîné le *typhus* à leur suite jusque dans les provinces les plus reculées de l'empire russe.

Dans l'intérêt commun des populations inoffensives, nous demandons pourquoi l'honneur, que les nations guerrières font sonner si haut, ne serait pas entendu à l'égard des prisonniers de guerre, et quand le courage a été vaincu, pourquoi le traiter comme on en use à peine envers des vagabonds et des bandits, que la maréchaussée a ramassés sur les grands chemins? Pourquoi l'Europe civilisée ne reviendrait-elle pas au lien sacré du serment, qui, après une défaite, paralyserait l'action militante d'un corps de troupes, par un engagement d'honneur, comme jadis le preux chevalier, vaincu dans un combat, donnait sa foi de ne plus reprendre les armes, avant que sa rançon n'eût été payée? Un corps d'armée prisonnier sur parole irait dans un cantonnement déterminé, et là, exempt de misère, de fatigue, il éviterait le *typhus* pour lui-même, ou du moins, ne le propagerait pas au milieu des populations, pendant un voyage de cent, de deux cents lieues!

Si ce rêve de philantropie, qui fut déjà fait par Pringle, ne trouve de long-temps son accomplissement, au moins que l'hygiène soit observée en pareille circonstance. Que les prisonniers de guerre soient traités avec humanité, pourvus de vivres sains et abondans, couverts de vêtemens capables de les garantir des intempéries atmosphériques; que des charrettes aussi nombreuses que besoin sera, leur épargnent l'excès de fatigue de la route; qu'on ne les loge pas chez l'habitant, où ceux d'entre eux qui sont malades déposeraient le germe de l'affection qu'ils font voyager avec eux; qu'ils soient placés dans des locaux vastes, bien aérés, sur de la paille fraîche, renouvelée à chaque arrivée d'une nouvelle colonne, et immédiatement brûlée après le départ. Que les voitures, charrettes, bateaux, qui auront servi à les transporter, soient lavés à grande eau, nettoyés, exposés à l'air pendant quelque temps, avant qu'on ne s'en serve pour l'usage domestique ou commercial. Que leurs vêtemens, leurs dépouilles ne soient maniés qu'avec précaution; qu'on les lave, qu'on les expose à l'air, qu'on les soumette à l'action des chlorures, avant de les emmagasiner, avant de les livrer à des ouvriers, pour en tirer parti. Qu'il en soit de même des fournitures d'effets de literie, paillasses, matelas, couvertures, etc., que l'administration prend par réquisition chez les habitans, ou que la charité de ceux-ci leur fait offrir; que tous ces objets soient nettoyés avec soin, à la diligence de l'administration, avant d'être rendus aux usages domestiques; qu'on ne s'en rapporte pas à la population elle-même, trop souvent pleine d'incurie, d'indifférence, à l'égard d'un danger qu'elle n'aperçoit pas dans leprésent.

Que l'administration éclairée sur le caractère contagieux de la maladie que les prisonniers font voyager avez eux, ne craigne pas de prendre des mesures fortes et précises, pour arrêter, borner l'extension du mal, en isolant les premiers malades qui seront observés, après le passage des prisonniers. Que les malades surtout, que ceux-ci auront laissés dans le lieu d'étape, ne soient pas inconsidérément placés au milieu des malades ordinaires, qui peuvent se trouver, en ce moment, dans l'hôpital du lieu; que, sans affectation, sans bruit, pour ne pas donner l'alarme dans le pays, on les isole dans un endroit convenable de l'hôpital. Qu'on fasse en sorte de ne laisser approcher des prisonniers même et des malades surtout qu'ils traînent souvent à leur suite, que des individus désormais à l'abri de la contagion, pour en avoir une première fois ressenti les effets... Puis, s'il le faut absolument, si chacun doit se prêter à la circonstance, qu'administrateurs, fonctionnaires, médecins, gens de service, fassent leur devoir, et, grâce au ciel, nous pouvons dire à l'honneur de notre pays, que personne n'y a jamais manqué. Pendant le cours de nos longues guerres, que de préfets, de maires, d'ecclésiastiques, de médecins, de femmes charitables, sont venus, pour remplir les devoirs de l'humanité, de la religion, braver la peste, affronter la contagion, et trop souvent trouver la mort, pour prix de leur généreux dévouement!

En résumé, le *typhus* est contagieux par le miasme spécifique qui sort du corps des malades, et par les effets de tous genres, vêtemens, lits, couvertures, qui leur ont servi pendant le cours de leur maladie. L'hygiène relative à la préservation des individus et des masses doit être établie en conséquence : isolement des malades, purification de leurs effets et des lieux qu'ils ont habités, éloignement des personnes qui ne sont pas encore à l'abri du mal.

2° La *fièvre typhoïde* n'atteint guères un nombre considérable de personnes à la fois, ou successivement, dans un même lieu, que quand elle vient à éclater dans une caserne, parmi de jeunes recrues, dans une maison d'éducation, d'industrie; ou dans un village, une bourgade, à la suite de l'affection d'un premier sujet, avec lequel s'établissent des rapports multipliés de la part des camarades, des condisciples, des parens et des amis, ou voisins. La prophylactique, en ce qui concerne les masses, est absolument la même que dans le cas de *typhus*.

Isoler promptement le premier malade sur lequel on reconnaît les caractères non contestables de l'affection typhoïde; le placer dans un local suffisamment vaste, bien aéré, tenu proprement. Si c'est un militaire, ou un individu dans le cas d'être conduit dans un hôpital, ne pas mettre sans nécessité son lit dans la même salle où seraient d'autres personnes affectées de maladies différentes, non typhoïdes. En effet, M. Leuret nous parle d'un malade atteint d'une *fièvre typhoïde*, qui, dans l'hôpital de Nancy, a communiqué sa maladie au malade couché dans le lit le plus proche. — S'il s'agit d'un élève d'une maison d'éducation, d'industrie, mieux vaudrait pour les autres élèves qu'il fût envoyé chez ses parens. Au moins, faut-il qu'à l'infirmerie, il soit placé dans un local séparé, que les lits des autres malades soient à une distance convenable du sien, et qu'une surveillance incessante empêche les communications intimes, comme d'aller s'asseoir auprès du lit du malade, d'y établir des jeux dans la convalescence de celui-ci. — Dans les villages, les bourgades, il faudrait, pour prévenir ces désolantes épidémies, dont nous avons rapporté quelques histoires détaillées, que les médecins pussent faire comprendre aux paysans la nécessité de ne pas placer le malade dans un endroit de leur habitation trop resserré, mal aéré, trop échauffé; de ne pas coucher avec lui, ni même trop près de lui. En effet, l'indication principale à remplir est d'interdire les communications inutiles des malades avec les personnes qui jusque-là sont restées exemptes de l'affection contagieuse qui vient d'éclater dans une localité déterminée. A cet égard, la condition des habitans des campagnes est plus favorable à la transmission de la maladie que celle des militaires et des habitans des villes. Le soldat chez lequel se manifeste la *fièvre typhoïde* est conduit à l'hôpital; ses camarades peuvent très-bien n'avoir aucun rapport avec lui pendant le cours de sa maladie. Dans les classes de la société civile, les familles peuvent se faire suppléer par des garde-malades de profession. Les paysans, qui ont en horreur les hôpitaux, n'ont que les femmes, les filles, les voisines pour soigner les malades, et comme beaucoup n'ont pas encore éprouvé l'affection typhoïde, principalement dans les localités où il n'a pas régné d'épidémie depuis long-temps, la plupart de ces personnes contractent la maladie en soignant les premiers sujets affectés, et la communiquent, à leur tour, aux autres individus du village qui viennent successivement leur rendre le même service. Que le médecin s'applique donc à restreindre le plus possible le nombre des personnes qui environnent les malades; qu'on fasse choix de préférence des plus âgées, de celles surtout qui sont connues dans l'endroit pour avoir déjà éprouvé la maladie. Que les individus qui seront venus de quelque endroit plus ou moins distant rendre les services de la charité, à des parens, à des amis, ne retournent pas, après la guérison ou la mort de ceux-ci, dans leur village, au sein de leur famille, sans avoir usé de quelques précautions, comme de prendre un bain, de changer de vêtemens, au moins de laver ceux qu'ils portaient, pendant qu'ils étaient auprès des malades.

Il est important de convaincre les paysans de la nécessité de laver les couvertures, les toiles des paillasses, des matelas, avant de faire coucher dans les lits que des malades ont occupés, des personnes qui jusque-là avaient échappé à l'épidémie. N'est-il pas déplorable qu'une famille entière soit quelquefois éteinte, ou au moins successivement malade, par une transmission incessamment renouvelée de la *fièvre typhoïde*, par suite de la violation continuelle des préceptes les plus précis de l'hygiène à l'égard des maladies contagieuses?

Ainsi, la prophylaxie relative au *typhus* et à la *fièvre typhoïde*, à l'égard des individus et des masses, repose sur des principes identiques dans les deux cas; et c'est là le complément de l'analogie que présentent les deux affections.

Si ce paragraphe consacré à la prophylaxie soulevait contre nous d'énergiques réclamations, de la part de la génération médicale actuelle, peu favorable au système de la contagion; nous nous bornerions à cette seule réponse : Les systèmes les plus séduisans doivent plier devant l'autorité des faits. Or, la conviction profonde de tous les médecins qui ont observé le *typhus des armées*, est que cette maladie est contagieuse par un miasme spécifique; la *fièvre typhoïde* est parfaitement identique avec lui; la question de la contagion, pour cette dernière affection, est donc irrévocablement jugée. (*Leçons de clinique, p.* 339.)

Résumé et Conclusion.

Nomenclature; symptomatologie; intensité et gravité variables; formes diverses, existence, époque de la manifestation et caractères de certains symptômes particuliers; altérations anatomiques; aptitude relative des deux sexes; âge des sujets affectés; mortalité balancée entre des chiffres extrêmes très-distans; propriété de n'affecter un même sujet qu'une fois dans la vie; causes prédisposantes qui modifient la constitution des sujets; caractère contagieux, dépendant d'un principe miasmatique spécifique, transmis dans un corps sain et y développant une maladie semblable à celle de laquelle il provient; traitemens autrefois employés; traitement rationnel qu'il convient d'employer; prophylaxie relative à l'individu et aux masses : tels sont les rapports nombreux et essentiels, sous lesquels le *typhus* et la *fièvre typhoïde* présentent, non pas seulement de l'analogie, mais une complète identité. Seulement, les causes prédisposantes moins défavorables, et, par une conséquence nécessaire, l'altération préalable de la constitution moins profonde, et les circonstances environnantes plus propices, font que la *fièvre typhoïde* est généralement moins intense que le *typhus*, et que la contagion de la première s'exerce avec moins d'énergie, et peut même manquer de s'exercer. Mais en définitive, sous le quadruple rapport de la condition pathogénique, des symptômes caractéristiques, des altérations anatomiques, et du caractère d'affection spécifique contagieuse, le *typhus* et la *fièvre typhoïde* sont une seule et même maladie : *fièvre exanthémateuse contagieuse spécifique*.

Nous avons vu précédemment que Cullen pense qu'on ne peut que difficilement assigner les limites qui distinguent le *typhus* de ce qu'il appelle le *synochus*, « maladie, selon lui, contagieuse, composée de la fièvre inflammatoire et de la fièvre lente nerveuse, commençant par être inflammatoire, et se changeant, pendant son accroissement et vers sa fin, en fièvre lente nerveuse (*Nosologie*); » et qu'il est même disposé à croire que le second est produit par les mêmes causes que le premier, et qu'il n'en est en conséquence qu'une variété (*Élém. de méd. prat.*, *n*° 69). Selon l'illustre auteur « le *typhus* semble être un genre qui comprend plusieurs espèces. Néanmoins ces dernières ne sont pas encore bien déterminées par l'observation, et l'on peut en même temps s'apercevoir qu'un grand nombre de celles que l'on a admises ne renferment aucune différence spécifique, et qu'elles paraissent n'être que de simples variétés produites par le degré différent de force de la cause de la fièvre, et par les différentes circonstances du climat ou de la saison dans laquelle elles surviennent, ou même par des circonstances particulières à la constitution des personnes qui en sont attaquées (*n*° 70.) »

D'un autre côté, M. Chomel établit que « les maladies décrites jusqu'ici sous le nom de fièvres continues graves, quelle que soit la forme sous laquelle elles se montrent, ne sont toutes que des variétés d'une même affection, qu'il désigne, préférablement à toute autre dénomination, par le nom de *fièvre* ou *maladie typhoïde,* à cause de l'analogie qu'elle offre dans ses symptômes

www.ingramcontent.com/pod-product-compliance
Ingram Content Group UK Ltd.
Pitfield, Milton Keynes, MK11 3LW, UK
UKHW020144220726
13923UKWH00001B/361

9 782019 260842